TRANSPORT PAR CHEMINS DE FER

DES

BLESSÉS ET MALADES MILITAIRES

TRANSPORT
PAR CHEMINS DE FER
DES
BLESSÉS ET MALADES
MILITAIRES

RAPPORTS

PRÉSENTÉS EN 1882 ET EN 1902 A L'ADMINISTRATION DES CHEMINS DE FER DE L'ÉTAT

PAR

P. REDARD

LAURÉAT DE L'INSTITUT ET DE L'ACADÉMIE DE MÉDECINE,
ANCIEN CHEF DE CLINIQUE CHIRURGICALE DE LA FACULTÉ,
MÉDECIN EN CHEF DES CHEMINS DE FER DE L'ÉTAT,
MÉDECIN-MAJOR DE LA 9e SECTION DE CHEMINS DE FER DE CAMPAGNE, ETC.

AVEC CINQUANTE ET UNE PLANCHES

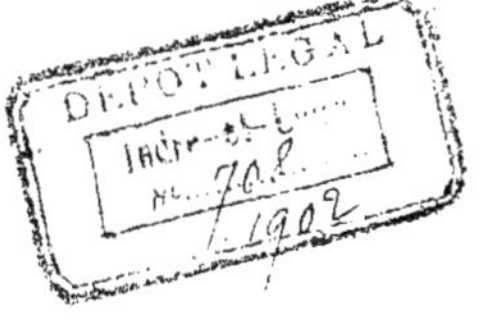

PARIS
OCTAVE DOIN, ÉDITEUR
8, PLACE DE L'ODÉON, 8

1902

PRÉFACE

Il nous a paru intéressant et utile de réunir dans une même publication nos deux Rapports sur le Transport par chemins de fer des blessés et malades militaires.

On pourra ainsi constater les progrès accomplis depuis 1882, date de la présentation de notre premier Rapport.

Notre deuxième Rapport (1902) nous permettra d'attirer l'attention sur quelques réformes encore nécessaires et surtout de constater avec une très vive satisfaction que la France, presque dépourvue, en 1882, de wagons pour le transport de ses blessés, possède actuellement, grâce aux études et à l'activité de la Commission Militaire Supérieure des Chemins de fer et du Service de Santé Militaire, une organisation presque parfaite des trains sanitaires.

Quelques nations ont perfectionné leur matériel de transport et ont actuellement une excellente organisation du service sanitaire pour le transport des blessés et malades militaires.

Aux wagons à marchandises, primitivement recommandés pour la constitution de trains sanitaires improvisés, sont substitués, presque partout, en nombre suffisant, des trains sanitaires préparés d'avance, qui permettraient, en cas de guerre, de transporter très confortablement les malheureux blessés.

Nous disions, en 1882, dans notre premier Rapport : « Il faut construire un certain nombre de wagons à voyageurs d'un modèle donné, pouvant servir à la fois au transport des voyageurs et des blessés militaires. Ces wagons, joints aux wagons dits spéciaux, serviront à former des trains sanitaires confortables, destinés à des évacuations à de grandes distances. »

Dans notre deuxième Rapport de 1902, nous préconisons la même solution du problème des transports sanitaires.

Les transformations récentes qu'ont subi le matériel de nos chemins de fer, et surtout l'adoption de l'intercirculation, rendraient actuellement facile et peu onéreuse la réalisation de nos propositions.

M. Metzger, directeur des Chemins de fer de l'État, nous a autorisé à étudier la façon pratique et économique dont pourrait être établi un ou plusieurs trains sanitaires avec le matériel du Réseau de l'État. Nous tenons à lui exprimer toute notre vive gratitude.

Nous remercions aussi M. Boell, ingénieur en chef du Matériel et de la Traction du Réseau de l'État, qui a collaboré à l'étude de notre projet de train sanitaire.

Nous adressons enfin l'expression de notre respectueuse reconnaissance à M. le Médecin-Inspecteur Chauvel, qui a bien voulu adresser au Comité Technique de Santé un rapport très bienveillant sur notre étude des transports sanitaires.

P. REDARD.

PREMIER RAPPORT

PRÉSENTÉ

EN 1882

DEUXIÈME RAPPORT

PRÉSENTÉ

EN 1901

QUATRIÈME PARTIE

CHAPITRE XII

MESURES ET RÈGLEMENTS ADOPTÉS EN EUROPE

POUR LE

TRANSPORT DES BLESSÉS ET MALADES MILITAIRES

DEPUIS L'ANNÉE 1885

ÉTATS-UNIS

Les États-Unis possèdent actuellement de nombreux trains sanitaires, très bien organisés, et des voitures à voyageurs, bien suspendues et communiquant entre elles, prêtes à être transformées en wagons sanitaires.

ALLEMAGNE

Depuis 1890, l'Allemagne n'a pas adopté de modifications importantes dans l'organisation de ses trains sanitaires.

Le dernier Règlement militaire sur ce sujet (*Krankenträger-Ordnung*) date de 1888. Les systèmes de Hambourg et de Gründ, que nous avons décrit dans notre premier Rapport (pages 26 et 27, Pl. XX et Pl. XVIII, fig. 1 et 2), sont seuls adoptés.

Signalons la tendance des Allemands à recommander la transformation et l'aménagement de leurs voitures à voyageurs, au moment de la guerre, en wagons sanitaires.

La planche XXXVII représente l'excellent wagon pour le transport des blessés, des trains sanitaires Bavarois. Ces trains sanitaires sont au nombre de dix.

Récemment, M. J. Linxweiler a proposé un système d'improvisation pour le transport des blessés qui peut s'adapter aux voitures à voyageurs et aux wagons à marchandises. Ce système peut être disposé pour deux ou pour six brancards.

A I pour deux brancards. (Pl. XXXVIII, fig. 1.)

Quatre supports creux peuvent être allongés ou raccourcis au moyen d'une allonge mobile, suivant la hauteur du wagon. L'extrémité inférieure de chaque soutien est fermée par une plaque en fer, au milieu de laquelle est fixée une pointe en acier. A l'extrémité supérieure de l'allonge est appliqué un fort manchon dans l'intérieur duquel se meut un axe à poignée, muni à son extrémité supérieure d'une griffe dentelée (trois dents), mobile et entourant une pointe en acier plus courte fixée sur le milieu de l'axe ; à la partie de l'axe muni de charnières se trouve une contrevis pourvue de griffes, se serrant et se desserrant à volonté.

Dans les colonnes de soutien sont faites des entailles, se terminant sous forme de baïonnette, à hauteur voulue pour le placement des brancards. Dans l'intérieur des soutiens, et à hauteur de ces entailles, se trouvent des ressorts en spirale *en acier carré*, d'une solidité éprouvée. Ces ressorts peuvent être enlevés à tout moment ; celui du bas tombe de lui-même, dès qu'on dévisse la plaque de fer décrite plus haut; pour l'autre il faut d'abord retirer l'allonge. Les supports sont peints en *bleu*.

A cette installation il faut joindre encore quatre traverses de 75 centimètres, arrondies au bout et appliquées au moyen de boulons à la partie épaisse du support. Leur forme est indiquée par les entailles auxquelles elles s'appliquent. Chaque traverse est, de plus, munie de deux nœuds coulants auxquels sont suspendus les brancards.

A II pour six brancards. (Pl. XXXVIII, fig. 2.)

Les supports sont semblables à ceux décrits plus haut.

Les ressorts qu'ils contiennent sont renforcés de sorte que quatre d'entre eux peuvent supporter une charge de trois brancards chargés à leur poids maximum; ils sont construits *en acier*

Fig. 1. Système AI

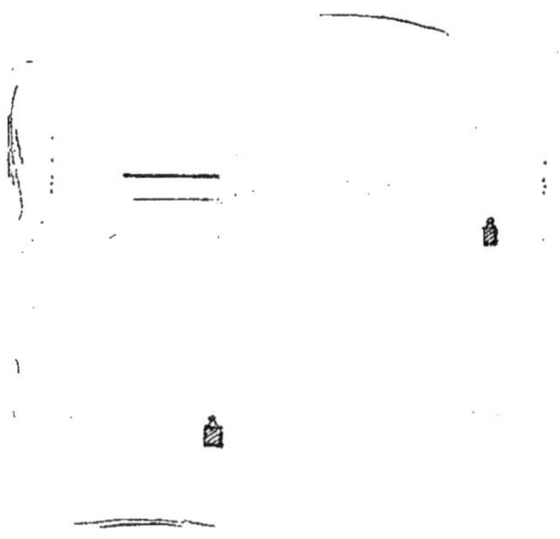

Fig. 2. Système AII

(Systèmes J. Linxweiler)

Fig. 3

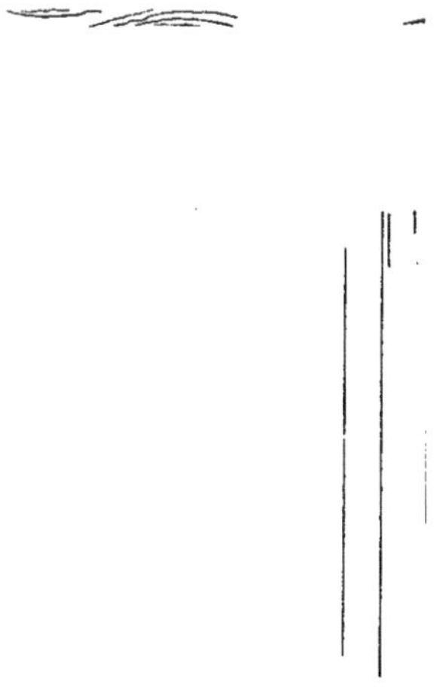

Fig. 4

(Systèmes J. Gschirhakl)

arrondi. Comme marque de distinction avec le système A I, les supports sont peints couleur *gris cendre*.

Les quatre traverses sont plus solides que pour A I et allongées de manière à pouvoir placer aisément trois civières l'une à côté de l'autre. Les boulons indiqués dans A I sont également employés. Chaque traverse nécessite ici six nœuds coulants pour accrocher les civières.

AMÉNAGEMENT DANS LES WAGONS A MARCHANDISES

A I pour deux brancards. (Pl. XXXVIII, fig. 1.)

Le premier support est placé dans un coin du wagon, à environ 30 centimètres du front, et le plus près possible de l'autre côté, de la manière suivante :

On serre à vis l'arbre fixateur qui se trouve à la partie supérieure du support ; l'allonge y est ensuite appliquée et réglée d'après la hauteur du wagon. Par suite du dévissement de l'arbre fixateur, le serrement réel se produit, la griffe dentelée s'introduit dans la toiture, et la pointe en acier se trouvant au milieu de la plaque de fer appliquée à l'extrémité inférieure du soutien se fixe dans le plancher. Après quelques tours, le soutien est solidement fixé, la contrevis de l'axe, fortement serrée en bas, maintient la charnière et rend toute oscillation impossible pendant la marche du train.

La disposition du second soutien le long de la paroi du wagon se règle d'après la longueur des brancards. On introduit ensuite les deux traverses dans les entailles faites dans les soutiens déjà fixés et en même temps dans les autres soutiens qu'on tient à la main. Le montage est ensuite achevé comme il est indiqué plus haut.

A II pour six brancards. (Pl. XXXVIII, fig. 2.)

L'installation se fait de la même manière que pour A I, avec cette seule différence qu'elle nécessite toute la longueur du wagon.

Le système de M. Linxweiler nous paraît très pratique. Il est peu coûteux. Les supports des brancards tiennent peu de place et peuvent se monter très facilement et rapidement. Les expériences ont démontré que les brancarts sont bien suspendus et n'ont que peu d'oscillations pendant la marche du train.

AUTRICHE-HONGRIE

Des mesures spéciales n'ont pas été prises en Autriche-Hongrie, depuis 1885, pour l'organisation de nouveaux trains sanitaires.

Le transport des blessés et malades militaires doit être assuré, en temps de guerre, par l'Ordre des Chevaliers de Malte.

Cet Ordre dispose d'un train composé de 16 wagons, complètement installé et toujours prêt à partir. Deux cents autres wagons, répartis entre les diverses Compagnies de Chemins de fer, servent, en temps de paix, comme fourgons à marchandises et, en temps de guerre, pour le transport des blessés. Les brancards et autres objets d'aménagement nécessaires pour ces 200 wagons sont placés dans le dépôt principal de l'Ordre de Malte à Strakonitz.

Dans un important mémoire (*Feldärztliche Improvisationen*. Wien, 1896), le docteur J. Gschirhakl étudie en détail les divers systèmes d'improvisation proposés pour le transport par chemins de fer des blessés et malades militaires. Il recommande l'ingénieux système d'aménagement, au moyen de vis et de cordes, représenté dans la planche XXXVIII, fig. 3 et 4.

RUSSIE

Le Gouvernement Russe s'est surtout occupé dans ces derniers temps de la transformation rapide des voitures à voyageurs ou des fourgons en wagons sanitaires. Le service militaire de santé a adopté pour l'aménagement intérieur des wagons un cadre analogue au chalit métallique de M. Ameline (voir page 188 et Pl. XLVI).

Le Ministère de la Guerre Russe peut disposer, au moment de la guerre, de trente trains sanitaires très bien aménagés.

SUISSE

La Suisse n'a pas modifié, depuis 1878, son Règlement concernant l'aménagement des voitures de chemins de fer pour le transport des militaires malades.

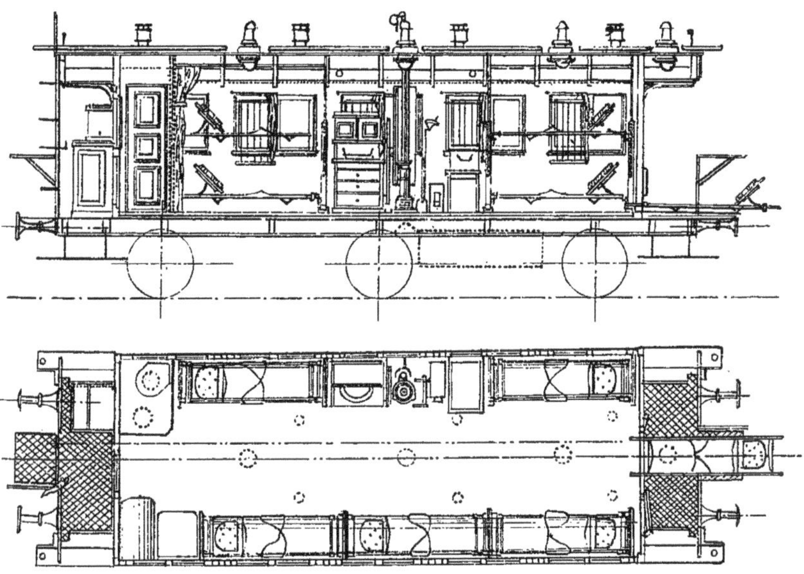

Wagon pour le transport des blessés
et malades militaires
des Chemins de fer de l'Etat Bavarois.

Planche XXXIX.

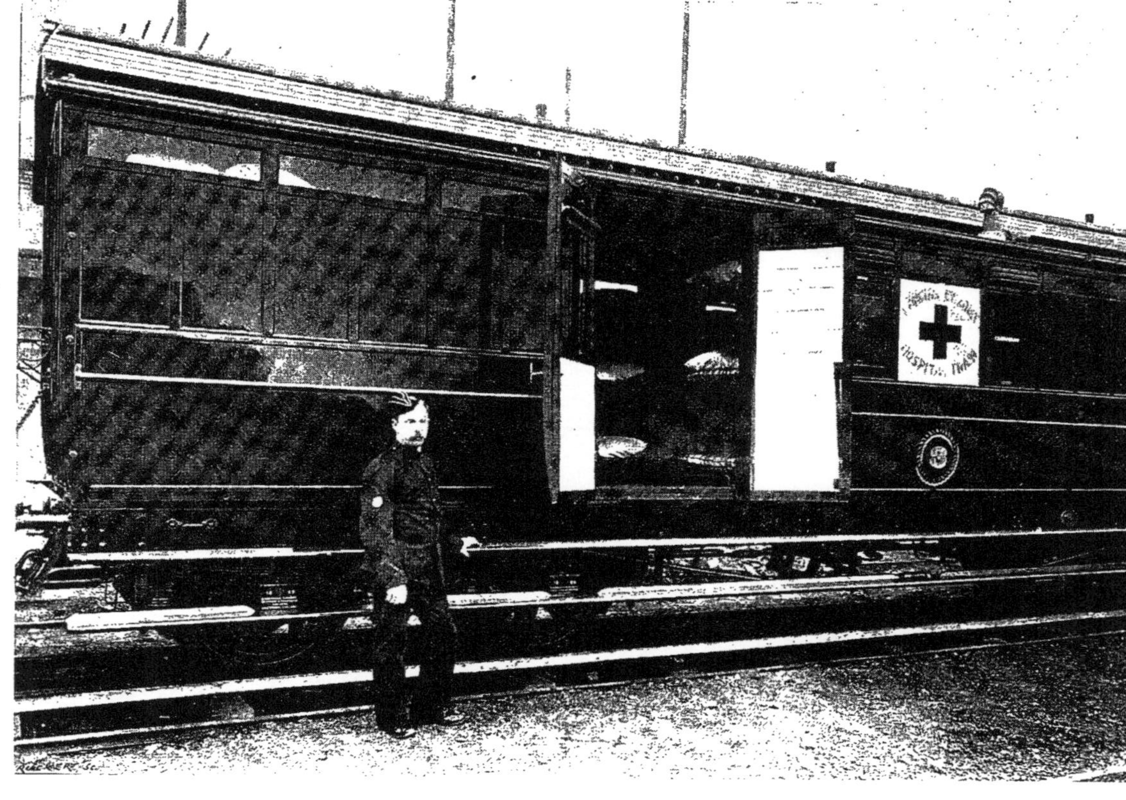

ANGLETERRE

Deux trains sanitaires, très bien aménagés, fonctionnent en Angleterre depuis le commencement de la guerre du Sud de l'Afrique.

Nous remercions Sir John Furley, qui, avec une extrême obligeance, a bien voulu nous donner des détails complets sur la disposition des diverses voitures (voir Pl. XXXIX et XL) et sur les services rendus par ces trains sanitaires.

Les voitures du premier train sanitaire, au nombre de sept, ont été spécialement construites dans le but de constituer un véritable hôpital-roulant, destiné à transporter à de grandes distances, dans les meilleures conditions possibles de confort, les blessés de la guerre Sud-Africaine.

Ce train sanitaire (*train de la Princesse Christian*) a été rapidement construit, en dix semaines, sous la direction de Sir J. Furley, grâce aux dons de la Princesse Christian et du Comité Central Britannique de la Croix-Rouge.

Les planches XXXIX et XL représentent la disposition extérieure et intérieure des voitures pour les blessés.

Ces voitures peuvent recevoir chacune dix-huit blessés et quatre infirmiers.

Les lits sont placés en trois rangées. Un système de poulies, fixées sur le toit de la voiture, permet la manœuvre facile des couchettes.

Chaque voiture est pourvue d'un poêle, d'un water-closet, d'un placard et de rayons nécessaires pour placer les provisions.

La voiture-cuisine est un modèle de disposition et d'organisation.

Ce train sanitaire a fait jusqu'à ce jour plus de 25,000 milles anglais et a transporté plus de 6,000 malades ou blessés.

Le deuxième train sanitaire, qui fonctionne en Afrique, est moins luxueusement organisé. Il se compose aussi de sept voitures.

Au commencement de la guerre actuelle Sud-Africaine, on s'est servi avec de grands avantages de cadres en fer pour suspension de brancards à trois étages, analogues à ceux adoptés par le Ministère de la Guerre Français (modèle 1891, système Brechot-Desprez-Ameline, voir Pl. XLII). Ces cadres, qui peuvent rapidement se placer dans tous les wagons, débarrassés de leurs bancs ou des autres objets servant aux voyageurs en temps ordinaire, ont permis d'improviser plusieurs trains sanitaires, qui ont rendu les plus grands services pour le transport rapide des blessés de l'avant-garde au point de ralliement.

BELGIQUE

Le Règlement belge sur le service de santé en campagne, édicté en 1897, contient d'importants renseignements sur les évacuations par chemins de fer. Nous citerons les principaux articles du chapitre II, p. 96.

Art. 169. — Dix trains sanitaires permanents sont organisés pour le service des évacuations.

Ces dix trains comprennent : 120 voitures de 3e classe à trois essieux.

Si ce nombre de trains est insuffisant, il sera fait usage de trains composés de voitures ordinaires de 1re, 2e et 3e classe et de wagons à bagages couverts.

Les wagons de 1re et de 2e classe sont réservés aux officiers et aux patients dont l'état réclame le plus de soins; ceux de 3e classe servent au transport des hommes dont les blessures ne sont que légères.

Les wagons à bagages couverts sont spécialement affectés aux militaires qui ne peuvent être transportés que couchés.

Les wagons chargés de malades ou de blessés voyageant couchés sont placés dans le milieu du train, où les secousses et les chocs sont moins sensibles.

Art. 170. — Les trains sanitaires permanents sont munis des ustensiles nécessaires, de couvertures, d'approvisionnements en vivres, liquides, médicaments et objets de pansement.

Ces trains sont ordinairement desservis par la Croix-Rouge.

Pour les trains sanitaires non permanents, les approvisionnements dont il y a lieu de les munir sont fournis, au besoin, par l'établissement sanitaire d'évacuation. En ce cas, le matériel et les approvisionnements non utilisés sont rapportés par le personnel à son voyage de retour.

Le *Guide pratique du brancardier militaire belge*, publié en 1900, donne la description du dispositif adopté pour la suspension des brancards dans les trains sanitaires.

PLANCHE XL.

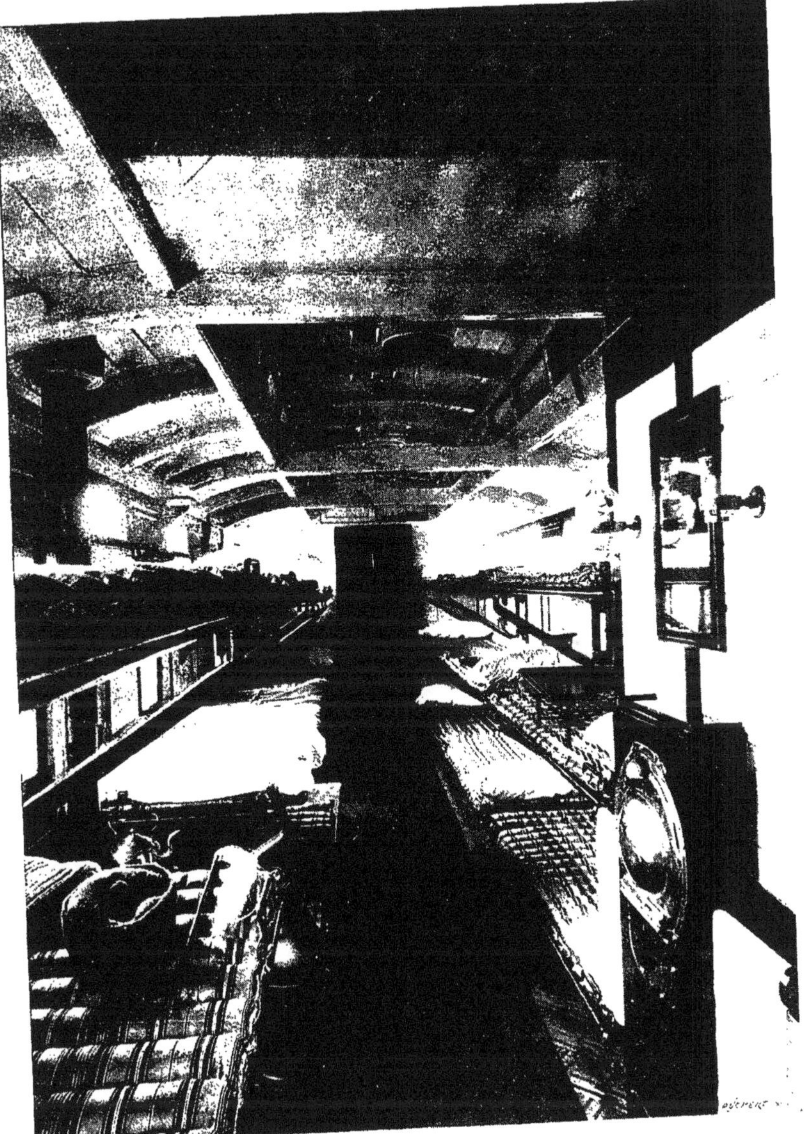

V. TRANSPORT PAR CHEMINS DE FER

Trains sanitaires.

ART. 177. — Les départements de la Guerre et des Chemins de fer, Postes et Télégraphes ont adopté en principe, pour la constitution des trains sanitaires, un dispositif spécial, système Simonis, modification de celui adopté par la Croix-Rouge Italienne.

Ce dispositif consiste essentiellement en un système de consoles à ressorts, couplées et superposées, sur lesquelles reposent les brancards. Ces consoles peuvent être assujetties facilement dans toute espèce de wagons à marchandises ou de voitures à voyageurs préalablement désarmées des cloisons de séparation et des banquettes; avant le chargement, on les rabat contre les parois du véhicule, pour laisser le plus d'espace possible dans la voiture et faciliter la mise en place successive des brancards.

Ce système, peu coûteux, est d'une application facile et rapide. Il permet d'aménager un grand nombre de malades dans un wagon et réduit au minimum les secousses produites par le transport en chemin de fer.

M. le Ministre des Travaux Publics et M. le Directeur Général des Chemins de fer ont bien voulu m'adresser la description, avec plan, des voitures de 3e classe de grande capacité appropriées pour trains sanitaires.

Ces voitures, construites dans les ateliers de Malines, sont admirablement disposées pour la transformation rapide au moment de la formation des trains sanitaires.

ITALIE

Le Règlement italien sur le transport par chemins de fer des blessés et malades militaires, publié le 12 décembre 1895, contient d'importants renseignements sur le service d'évacuation des blessés en temps de guerre.

Ce Règlement décrit en détail la composition et l'aménagement des *trains sanitaires permanents* (trains-hôpitaux) et des *trains sanitaires improvisés*.

La planche XLI, fig. 1 et 2, représente le mode d'aménagement recommandé pour la transformation d'un wagon à marchandises dans les trains sanitaires improvisés.

La figure 3, Pl. XLI, représente le système de support pour brancards, et la figure 4, Pl. XLI, le modèle de lit-brancard de Tosi, adoptés pour les trains sanitaires permanents.

Les *trains sanitaires permanents*, ou *trains-hôpitaux*, peuvent être formés avec des voitures de 1re, 2e ou 3e classe qui, en temps ordinaire, servent au transport des voyageurs, mais éventuellement peuvent se transformer rapidement en véhicules pour le transport des blessés.

Dans les voitures à voyageurs de la Société des chemins de fer de la Méditerranée construites par MM. Miani, Silvestri et Cie, de Milan, il n'existe qu'un seul compartiment pouvant contenir trente-deux voyageurs. A l'intérieur, il n'y a aucune cloison séparative; les sièges, indépendants des parois, simplement fixés sur le plancher, de chaque côté d'un passage de 0[m]50 de largeur, sont disposés de façon à pouvoir être enlevés rapidement pour laisser complètement libre tout l'intérieur des voitures et permettre l'installation des lits et du matériel sanitaire. Dans les cloisons de bout sont ménagées des portes avec deux battants, dont l'un est fixe en service courant; chaque porte s'ouvre sur une plate-forme couverte, munie d'un garde-corps et de portillons, et d'escaliers permettant l'accès par chaque côté de la voiture ; une passerelle, attenant à la plate-forme, établit la communication entre les véhicules contigus. Sur la toiture est installé un lanterneau contribuant à la ventilation conjointement avec les baies de côté qui sont toutes munies de glaces et de persiennes. En vue de faciliter l'assainissement, l'intérieur (mêmes pour les voitures de première classe) est en bois sans aucune garniture ; pour le même objet, le plancher est entièrement recouvert d'une toile cirée. Les parois intérieures de la voiture sont en pitchpin verni.

ROUMANIE

Dans un mémoire récent, le docteur Butza (de Bucarest), nous fait connaître que le Ministère de la Guerre Roumain a adopté le principe de la transformation des wagons ordinaires de voyageurs dans le but de former des trains sanitaires permanents.

La Direction des chemins de fer, suivant les ordres du

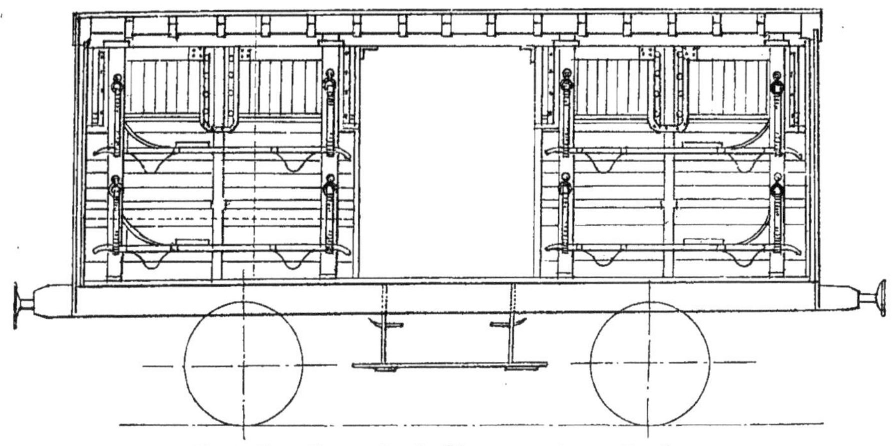

Fig. 1. Coupe longitudinale d'un wagon à marchandises aménagé avec le système de suspension Suisse modifié

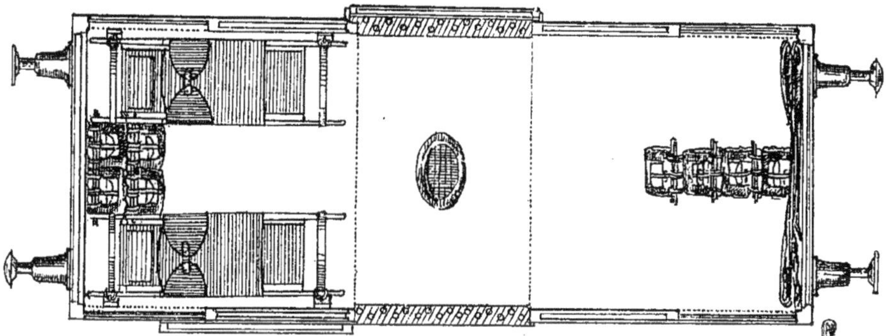

Fig. 2. Plan du même Wagon

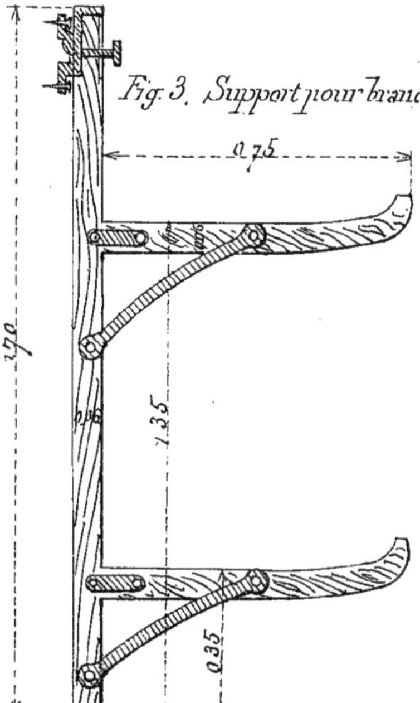

Fig. 3. Support pour brancards

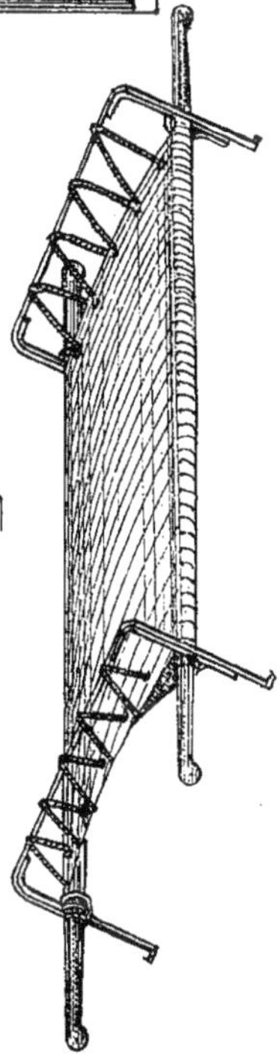

Fig. 4. Lit-Brancard Système Tosi

ministre, a fait modifier un assez grand nombre de wagons (notamment ceux de 2e classe) en wagons à couloir central.

Des chevalets et des traverses supportent des lits-brancards.

Les traverses de l'appareil de suspension portent chacune, à leurs deux extrémités, deux coussinets (ressorts-tambours). Ces coussinets, de forme cylindrique, sont en cuir, avec leurs bases supérieures et inférieures formées par des disques en bois ; à leur intérieur se trouvent quatre ressorts à boudin, en fil d'acier, afin de leur donner l'élasticité nécessaire au transport commode des blessés.

FRANCE

Depuis 1885, époque de la publication de notre premier Rapport sur les transports par chemins de fer des blessés et malades militaires, d'importantes mesures ont été prises, en France, pour assurer la bonne organisation des trains sanitaires en temps de guerre.

Nous indiquerons surtout les dernières dispositions adoptées au Ministère de la Guerre pour le transport des blessés :

1° *Par des trains sanitaires improvisés ;*

2° *Par des trains sanitaires permanents.*

I. — TRANSPORT EN CHEMINS DE FER DES BLESSÉS PAR LES TRAINS SANITAIRES IMPROVISÉS.

Après plusieurs voyages d'expériences destinés à expérimenter divers systèmes de suspension de brancards à blessés dans les wagons de marchandises, la Commission Militaire adopta, en principe, le dispositif étudié par le colonel Bry, constitué par des traverses en bois suspendues à l'aide de ressorts à boudin aux parois des wagons.

Un appareil, présenté par la Société Française de Secours aux blessés, sorte de cadre en bois articulé et pouvant se poser sur le plancher des wagons, fut jugé d'une façon assez favorable.

De ces deux systèmes dérivent les dispositifs récemment et définitivement adoptés.

Afin de remédier au grave inconvénient de l'appareil primitif du colonel Bry, qui ne permettait l'installation que de six brancards dans chaque wagon à marchandises, M. Ameline, ingénieur de la Cie de l'Ouest, proposa, en 1888, à l'Administration de la Guerre, d'installer les brancards sur deux étages.

La suspension était améliorée par l'emploi d'un système de guides remplaçant les courroies destinées à empêcher le balancement des traverses.

Ce système, dit *Système Bry-Ameline* (voir p. 190, Pl. XLVII, fig. 1), adopté par le Ministère de la Guerre, permettait d'installer dans chaque wagon 12 brancards à blessés.

Dans ce dernier système, les traverses en bois étaient remplacées par des traverses métalliques plus réduites, et par suite moins encombrantes.

Dans un voyage d'essai de Paris à Dieppe, la Commission Militaire d'études soumit à l'expérience :

1° Un modèle de chalit à trois étages du docteur Bréchot, construit avec des fers ⊔ et un système d'armature à compas et à fourreaux, les brancards étant soutenus par des ressorts compensateurs du docteur Desprez;

2° Un modèle de chalit à deux étages présenté par les Ingénieurs de la Compagnie de l'Ouest.

1° A. Modèle de chalit du docteur Bréchot (1), de Versailles.

L'appareil du docteur Bréchot, type n° 2, se compose essentiellement de quatre colonnes réunies dont l'ensemble forme un cadre rigide.

Sur ces colonnes sont fixés des ressorts qui soutiennent des brancards.

A. L'*appareil à ressort compensateur* pour suspension de brancard du docteur Desprez se compose d'un tube, dans lequel se meut un piston dont la tige est terminée par un crochet destiné à supporter la hampe du brancard ; le tube est en outre muni, à l'intérieur, de deux ressorts à boudin agissant chacun sur l'une des faces du piston, et à l'extérieur, au bout opposé au crochet, d'une chaînette Vaucanson dans les maillons de laquelle s'adapte un crochet destiné à suspendre l'appareil aux parois du wagon.

(1) Nous remercions notre confrère des indications et des dessins qu'il a bien voulu nous communiquer.

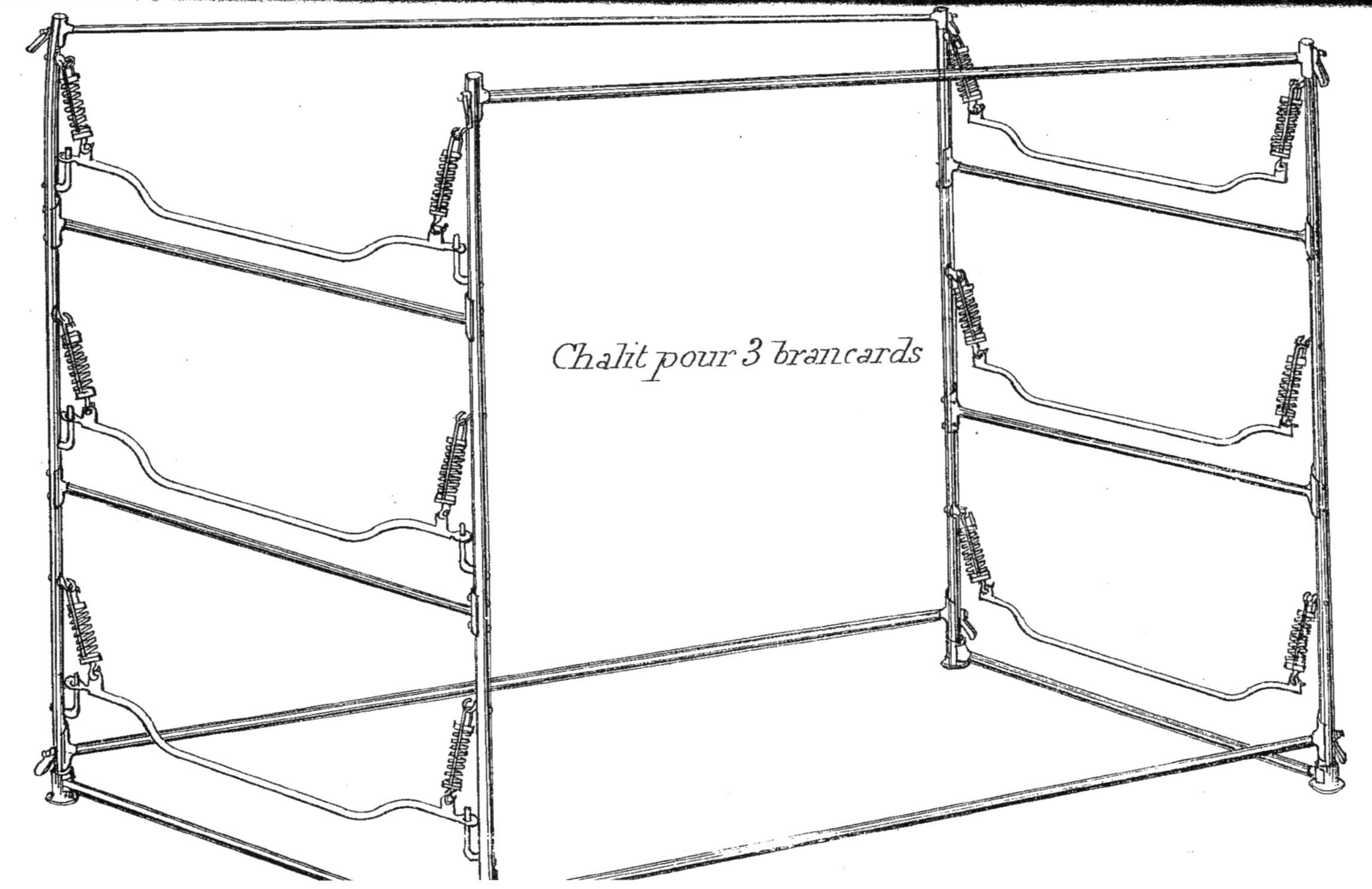
Chalit pour 3 brancards

PLANCHE XLIII

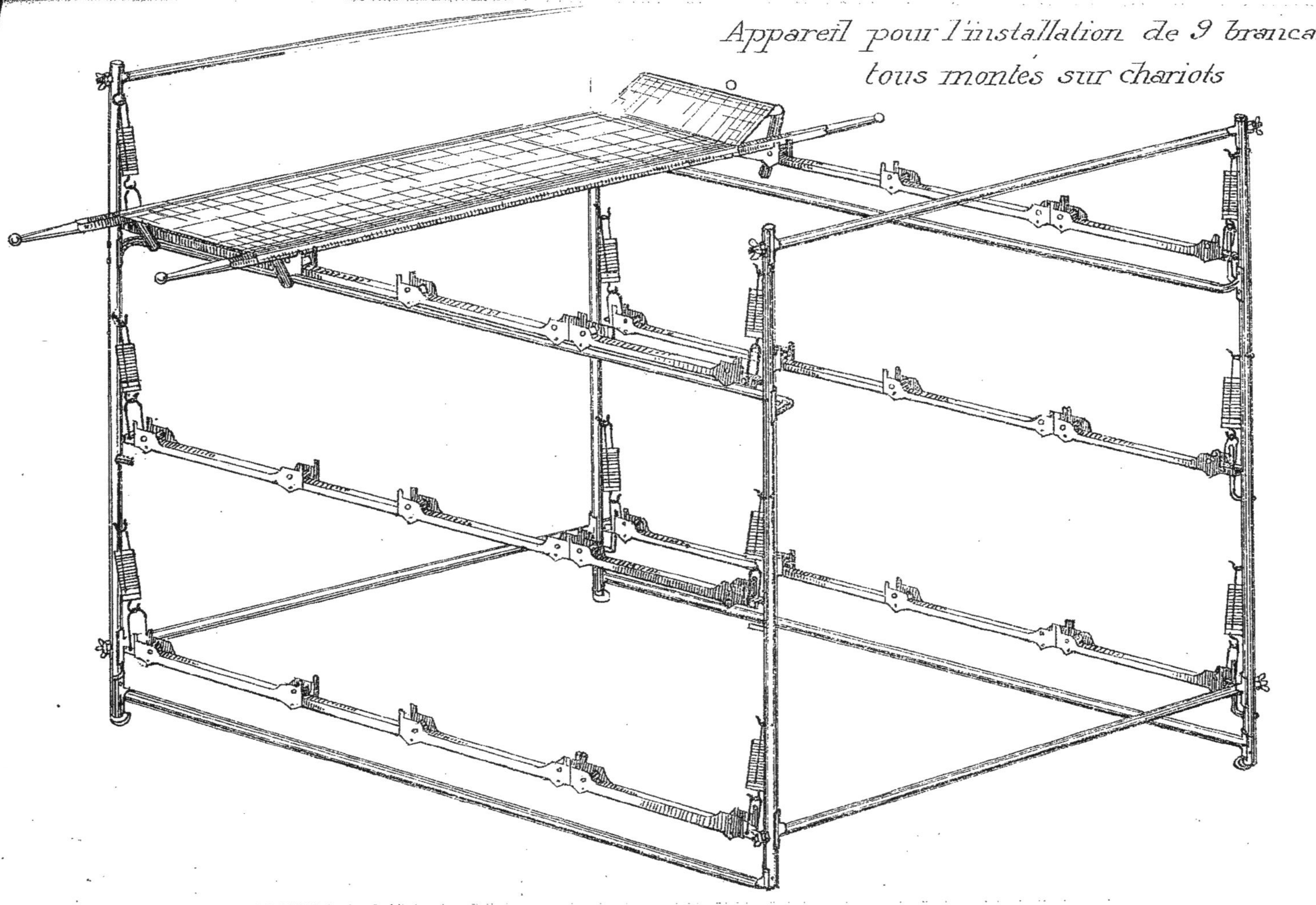

Appareil pour l'installation de 9 brancards tous montés sur chariots

Le ressort supérieur a pour but d'atténuer le choc qui peut se produire lorsque le ressort inférieur arrive à bout de course ; à ce moment, le ressort supérieur est déjà entré en jeu.

B. Le *modèle de chalit*, présenté par la Compagnie de l'Ouest, était formé de deux cadres très légers en tube de fer réunis par d'autres tubes dont les extrémités armées d'équerres spéciales assemblaient entre eux, d'une façon très rigide, les deux cadres.

Le système d'assemblage des tubes de M. Ameline donnant une solidité et une stabilité plus grande que le mode d'armatures à compas de M. Bréchot, la Commission adopta le chalit, non à deux, mais à trois étages, de l'ingénieur Ameline, avec suspension de l'appareil des docteurs Bréchot et Desprez (Pl. XLII).

La planche XLIII représente l'excellent appareil proposé par M. Ameline pour l'installation de neuf brancards, tous montés sur chariots (1).

Signalons, en terminant cette étude, les excellents dispositifs d'improvisation du docteur P. Bouloumié, qui permettent d'utiliser, pour le transport des blessés, les wagons à marchandises en construisant des brancards avec les éléments que l'on a immédiatement sous la main et en les installant dans les véhicules avec les mêmes moyens.

Bouloumié s'est arrêté aux appareils suivants : 1° *l'appareil à cadres ;* 2° *l'appareil à simples montants,* auxquels on pourrait joindre, *pour le cas où on manquerait des cordes nécessaires* pour former l'un d'eux ; 3° *l'appareil à perches horizontales.*

L'appareil à perches horizontales se compose essentiellement de perches de 2^{m}20 de longueur et de 0^{m}07 à 0^{m}08 de diamètre. munies d'encoches destinées à arrêter des cordes, faites à 0^{m}20 de chaque extrémité. Ces perches sont fixées horizontalement au niveau des trous Bry supérieurs et inférieurs comme dans l'appareil à cadres, les extrémités de tête étant à 0^{m}20 du fond du wagon et les extrémités de pieds avançant plus ou moins sur la porte, suivant la longueur du wagon.

Au niveau des encoches sont passés des anneaux en corde de 0^{m}007 doublée, anneaux fermés par un nœud solide et mesurant les uns 0^{m}30 de longueur pour les perches du haut ; les autres 0^{m}50 pour les perches du bas.

---

(1) Nous remercions bien vivement M. Ameline, qui a bien voulu nous communiquer les dessins de ses appareils et nous donner d'utiles renseignements sur la question des trains sanitaires.

Les cordes d'attache des perches aux parois du wagon passées par les trous Bry étant fortement nouées à l'intérieur, puis serrées extérieurement par un ou deux tours donnés aux chevilles, les traverses de têtes et de pieds, munies d'une encoche demi-circulaire pour recevoir et retenir la corde, sont passées dans les anneaux de cordes contournées en 8. Des cordes de sécurité sont fixées aux anneaux ou aux trous de longes comme dans l'appareil à simples montants.

Cet appareil, un peu dur peut-être, mais très simple, permet le transport de 12 blessés par wagon. Il permet en outre l'emploi de crochets à ressorts (système de Beaufort, Desprez, Le Fort, Franck, etc.).

II. — TRANSPORT EN CHEMINS DE FER DES BLESSÉS PAR LES TRAINS SANITAIRES PERMANENTS.

A. *La Compagnie des Chemins de fer de l'Ouest* fut chargée par le Ministère de la Guerre, en 1886, de construire un premier train sanitaire spécimen, conformément au programme approuvé par la Commission Supérieure des Chemins de fer. Ce train devait être formé avec des fourgons du modèle employé pour les transports à grande vitesse, ces véhicules devant pouvoir être installés en train sanitaire quinze jours après réquisition adressée aux Compagnies. Ce train est composé de vingt-deux fourgons, savoir :

20 fourgons, dont	16 fourgons	pour les blessés (1),
	1 fourgon	pour les médecins,
	1 —	pour les infirmiers,
	1 —	pour la cuisine,
	1 —	pour la chirurgie, la pharmacie et la lingerie ;
2 fourgons, dont	1 fourgon	pour les provisions,
	1 —	pour le linge sale et le combustible.

Suspension des véhicules. — Les ressorts des véhicules calculés pour le transport de six tonnes de marchandises peuvent être remplacés, au moment de la mobilisation, par des ressorts

---

(1) Chaque fourgon de blessés pouvant contenir 8 hommes couchés, le train pourra transporter 128 malades ou blessés couchés.

spéciaux possédant la plus grande flexibilité possible, étant donné : 1° la charge que les véhicules ont à supporter lorsqu'ils seront employés au transport des blessés ; 2° que les autres parties de la suspension doivent rester les mêmes lorsqu'on passe du transport des marchandises au transport des blessés. On a adopté, pour ce dernier cas, des ressorts possédant une flexibilité de 0^{m}90 au lieu de 0^{m}38 (flexibilité pour le transport des denrées), et au moment de la mobilisation, les mains de suspension seront reliées aux ressorts par des anneaux, comme pour les voitures à voyageurs.

Communication des véhicules. — La communication des véhicules (sauf pour les fourgons de tête et de queue qui doivent contenir, l'un, des provisions, et l'autre, le linge sale, qu'il a été jugé prudent de tenir isolés) est assurée par une porte à simple battant s'ouvrant extérieurement sur un pont rabattu ; la sécurité de passage d'un wagon à l'autre est garantie par un garde-corps, qui subit les variations de longueur résultant de la compression et de l'extension des ressorts de choc et de traction. Cette communication assure en toute sécurité au personnel le passage d'un wagon à l'autre pour donner les soins aux blessés, transporter les médicaments, etc.

Ventilation et éclairage. — Un lanterneau central concourt à la ventilation et à l'éclairage des véhicules avec les vasistas pratiqués dans chaque porte de bout et les châssis mobiles des portes roulantes de face.

La nuit, l'éclairage est assuré par une lanterne-applique à bec rond et deux lanternes à main.

Propreté. — La propreté du wagon est rendue facile par l'installation dans le plancher d'une trappe par laquelle on peut évacuer en route les balayures et les déjections.

Chauffage. — Le chauffage des fourgons de blessés et des fourgons spéciaux (médecins, infirmiers, pharmacie, lingerie, allège de la cuisine) est assuré par un modèle de poêle construit par MM. Bousseroux et Odelin (voir Pl. XLIV, fig. 1).

Fourgons de blessés (Pl. XLIV, fig. 1). — Les tringles des brancards sont supportées par un chevalet reposant uniquement sur le plancher.

Le lit-brancard (Pl. XLIV, fig. 2) se compose de deux hampes A en bois de sapin verni, de 1m95 chacune de longueur, reliées aux deux extrémités par deux traverses B, inclinées à 45°, et dans le milieu par deux entretoises C.

Des sangles D croisées, de 0m10 de largeur, forment le fond du lit. Ces sangles sont bandées dans les deux sens sur les hampes et sur les traverses, où elles sont clouées et consolidées par un jonc demi-rond en bois.

Le brancard reçoit des poignées E en corde forte ; deux sont placées aux extrémités des hampes, et une à chacune des traverses.

Trois gaines en fer F, fixées au moyen de vis sur l'une des deux hampes, côté tête, sont destinées à recevoir les pattes métalliques d'une tablette en bois, qui est disposée pour recevoir un pot à tisane, un verre à boire et un crachoir ; suivant qu'elle doit ou non être garnie de ces ustensiles, elles est placée horizontalement ou rabattue contre la hampe.

Le lit est muni d'un matelas contenant 12 kilogrammes de laine, d'un traversin de 1,500 kilogrammes (matelas 1m75 de long sur 0m75 de large), d'un oreiller, de deux couvertures et de deux draps.

Les autres fourgons (*fourgons des infirmiers*, *fourgon-chirurgie*, *fourgon-allège de la cuisine*) sont aménagés d'une façon très simple. Signalons la disposition du *fourgon-cuisine*.

Fourgon-cuisine. — La cuisine comporte un fourneau contenant deux grandes bassines séparées par un foyer central, un four intérieur pour les rôtis, un bain-marie, etc.

Les bassines et le bain-marie ont été pourvus sur leurs bords de chicanes, afin d'éviter la projection du liquide au moment des arrêts et des accostages.

Quatre réservoirs, de 400 litres chacun, sont disposés dans les angles du wagon, au-dessus de quatre armoires destinées à recevoir une partie de l'outillage de cuisine. Ces quatre réservoirs sont tous mis en communication par un tuyau, et chacun d'eux peut être isolé, sans que l'alimentation des autres réservoirs soit intéressée. Pour remplir ces réservoirs, on a disposé sur deux d'entre eux, placés de chaque côté du véhicule, une prise d'eau qui peut recevoir le boyau en cuir des grues d'alimentation des gares. En outre, pour prévoir le cas où la disposition des grues ne permettrait pas ce mode de remplissage direct, on a installé à l'intérieur du fourgon une pompe rotative dont le

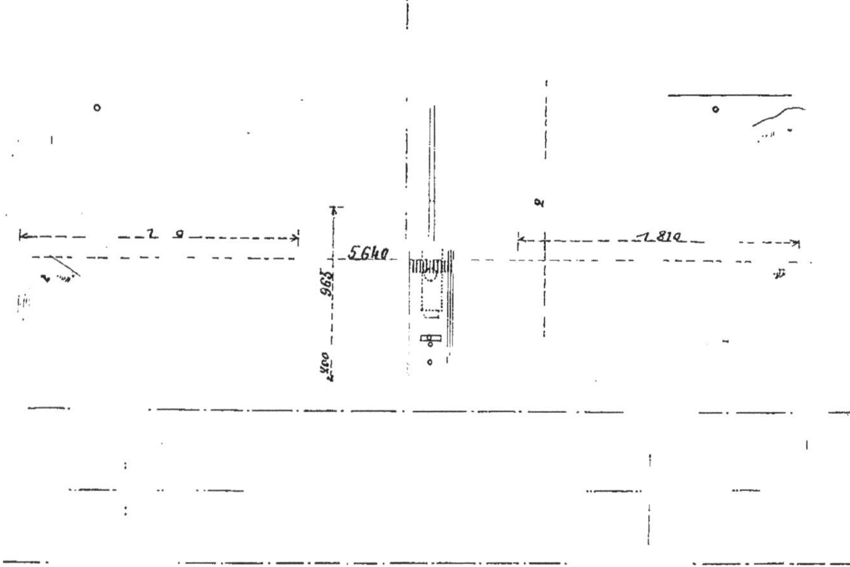

Fig. 1. Installation intérieure des fourgons pour blessés.

Coupe longitudinale.

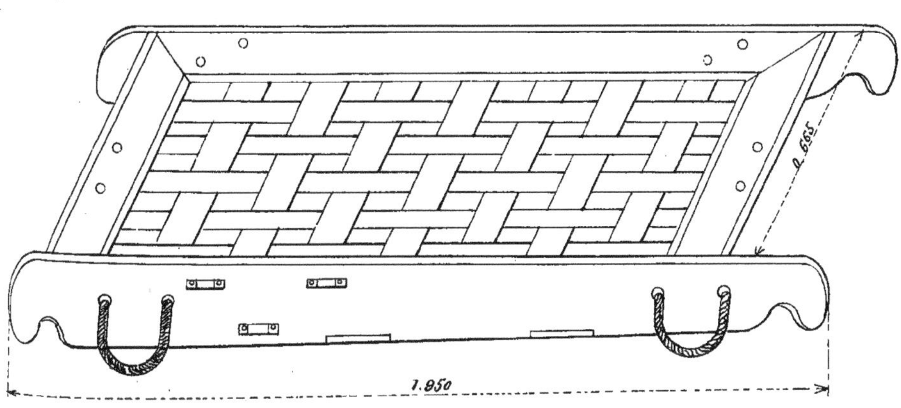

Fig. 2. Lit-Brancard

tuyau d'aspiration peut se prolonger jusque dans un réservoir ou un baquet placé au pied de la grue ; le refoulement se fait dans un des réservoirs du wagon, et l'approvisionnement d'eau qui est de 1,600 litres peut être renouvelé dans une demi-heure.

Une grande bassine avec casiers d'égouttage est installée pour le nettoyage de la vaisselle ; cette bassine est munie d'un rebord intérieur destiné à empêcher les projections d'eau par le balancement en marche ; elle se vide lorsqu'on enlève, au moyen d'une chaîne, le clapet placé au fond. Sous cette bassine se trouve une boîte pouvant contenir 250 kilogrammes de charbon.

Devant le fourneau de cuisine se trouve une table dont le dessous est aménagé spécialement pour l'égouttage des fioles.

Les casseroles et les plats sont rangés sur des tablettes ; les cuillers à tisane et à pot, les fourchettes et autres ustensiles de cuisine sont pendus le long des parois du wagon et fixés de manière à ne pas se balancer et à ne pas produire du bruit pendant la marche.

Une trappe est pratiquée dans le plancher pour l'évacuation des détritus.

B. A la demande de M. le Ministre de la Guerre, la *Compagnie des chemins de fer de Paris à Lyon et à la Méditerranée* a construit deux trains sanitaires permanents qui diffèrent peu de celui de la Compagnie des chemins de fer de l'Ouest que nous avons précédemment décrit en détail.

Les fourgons, conformément à l'avis de M. l'Ingénieur en chef Henry, ont tous 10m056, ce qui permet d'y coucher à l'aise 16 blessés et d'améliorer en même temps leur stabilité et leur douceur de marche.

En dehors des fourgons pour transport des blessés au nombre de 16, chaque train comprend :

Un fourgon spécial destiné aux médecins,
— — pour la cuisine,
— — pour 14 infirmiers,
— — pour le service de la pharmacie et de la lingerie,
— — allège de la cuisine,
— ordinaire complètement fermé, servant de magasin à provisions,
— — servant de magasin à combustibles et de réserve pour le linge sale.

Tous ces fourgons, sauf les deux derniers qui sont placés, l'un en tête et l'autre en queue du train, communiquent entre eux par des portes en bout et des passerelles extérieures. La planche XLV représente la disposition et l'aménagement des fourgons à blessés du train sanitaire permanent de la Compagnie Paris-Lyon-Méditerranée.

Les lits-brancards sont supportés par les chalits métalliques avec suspension à ressorts guidés, inventés par M. l'Ingénieur Ameline des Chemins de fer de l'Ouest et représentés dans la planche XLVI.

L'*École de l'Infirmier et du Brancardier militaires*, éditée en 1901, contient les plus récentes prescriptions concernant l'organisation des trains sanitaires. Il indique les dispositifs et les appareils de suspension adoptés.

Nous croyons utile de reproduire les principaux paragraphes de ce Règlement.

CHAPITRE VII

ÉVACUATIONS PAR LES VOIES FERRÉES.

TRAINS SANITAIRES PERMANENTS.

Dispositions générales.

49. — Le transport des blessés à grande distance se fait habituellement par les voies ferrées. Les transports par eau ne sont utilisés que pour arriver jusqu'à la gare la plus proche.

Le transport en chemin de fer peut avoir lieu, savoir :

a. Pour blessés couchés :

1° Par les trains sanitaires permanents ;
2° Par les trains sanitaires improvisés ;

b. Pour blessés assis :

Par les trains ordinaires.

Les trains sanitaires permanents sont de véritables hôpitaux roulants (fig. 33).

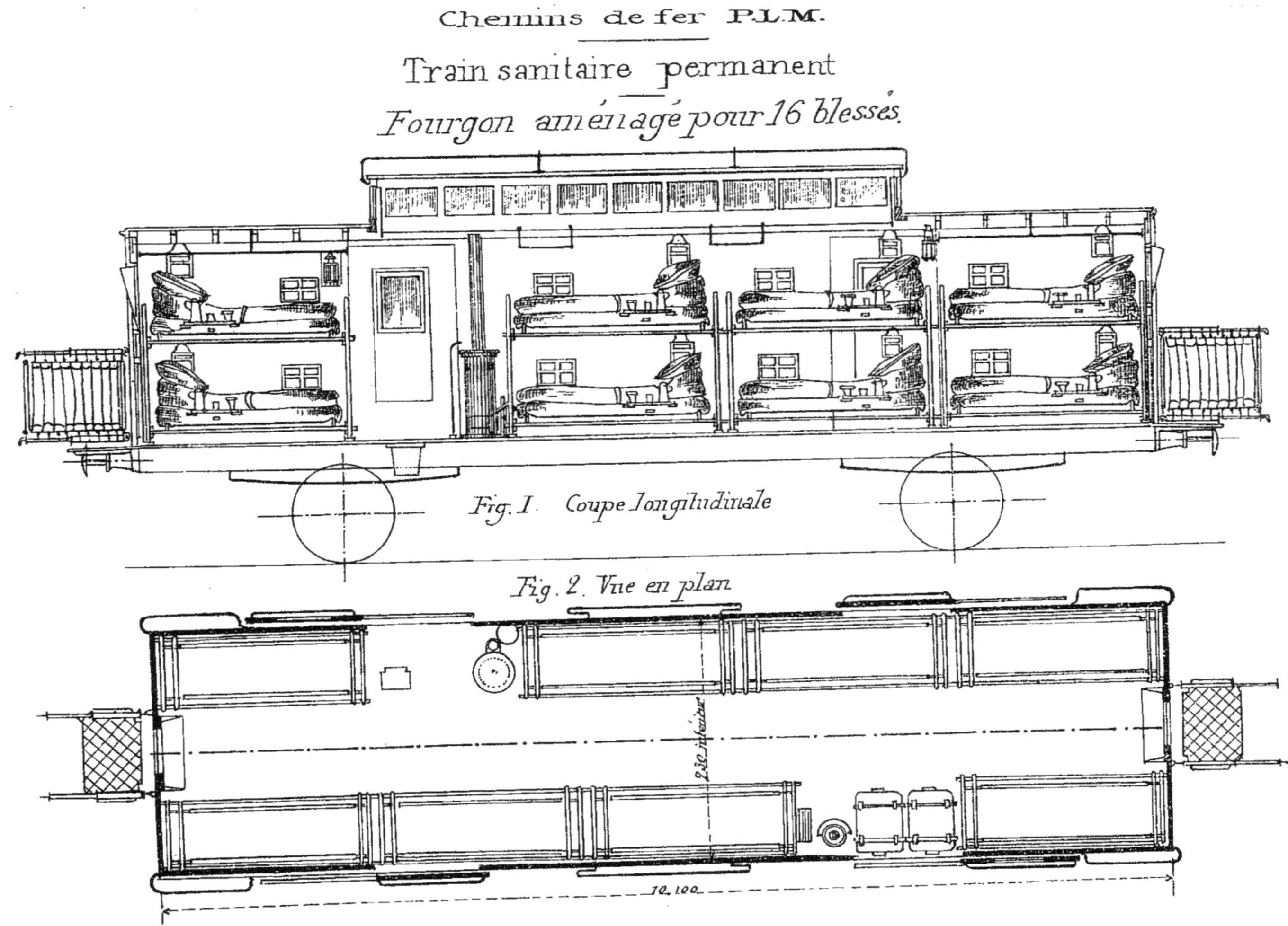

Fig. 1. Coupe longitudinale

Fig. 2. Vue en plan

PLANCHE XIV

PLANCHE XLVI

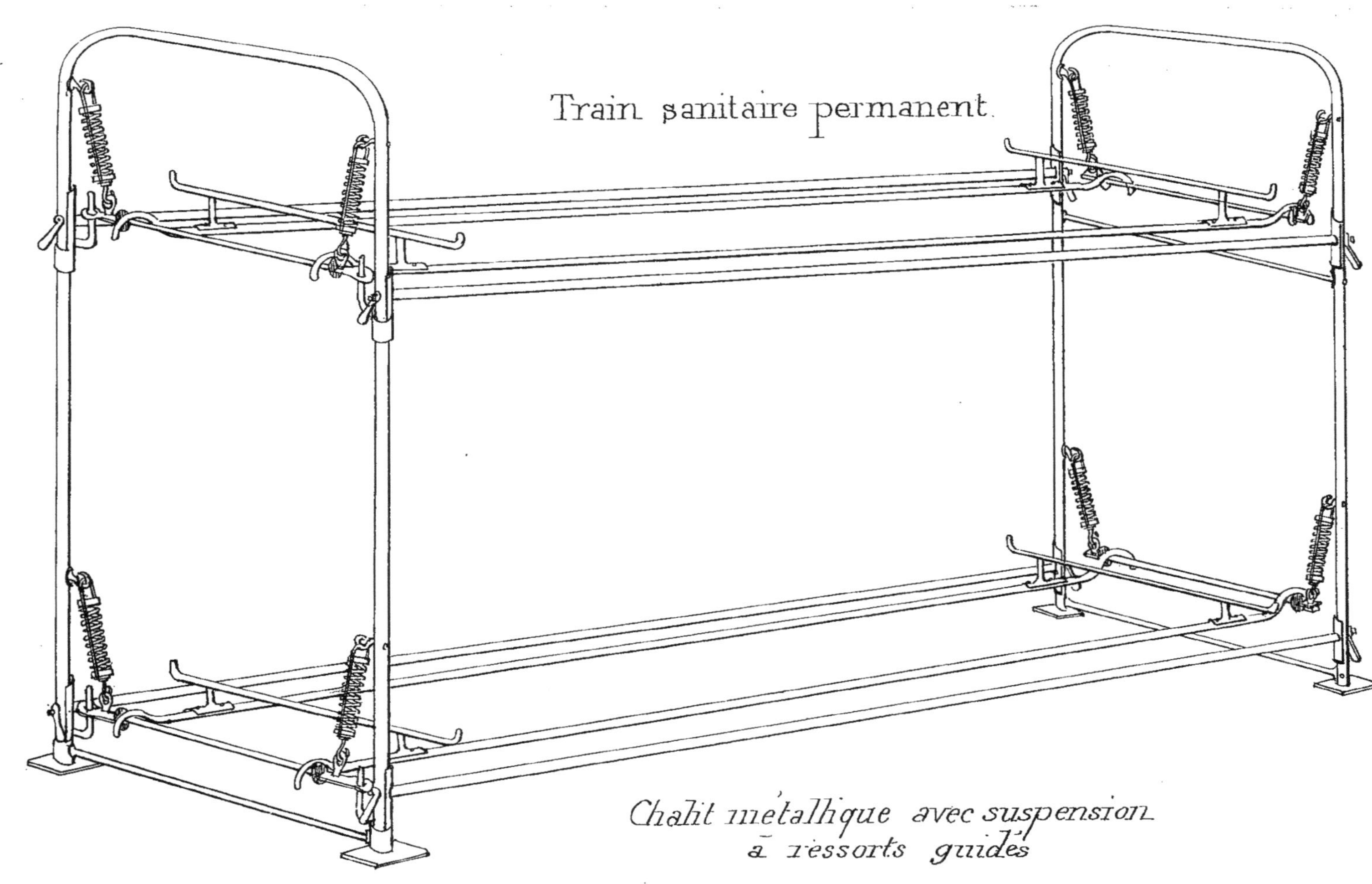

Chalit métallique avec suspension
à ressorts guidés

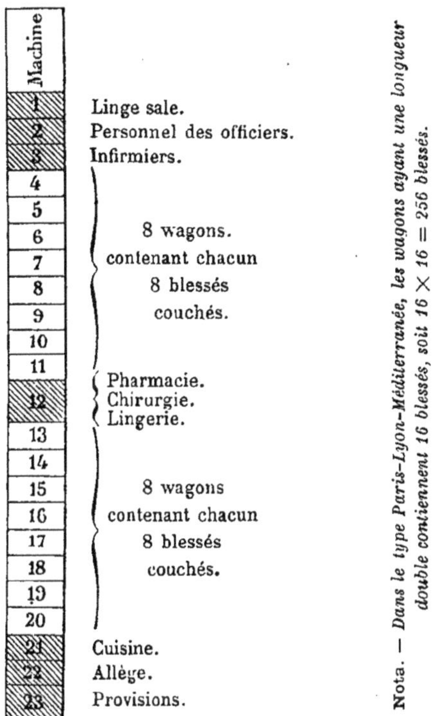

Fig. 33. — Composition d'un train sanitaire permanent (*hôpital roulant*). [16 wagons à 8 blessés, soit 128 blessés.] (Page 177.)

Chaque wagon contient 8 lits. (Dans la Compagnie Paris-Lyon-Méditerranée, les wagons contiennent 16 lits.)

CHAPITRE VIII

TRAINS SANITAIRES IMPROVISÉS.

Dispositions générales.

52. — *Dispositions générales.* — Le plus habituellement, le transport, sur les voies ferrées, des blessés ne pouvant voyager que couchés, sera effectué dans des wagons à marchandises aménagés en conséquence, et formant ainsi des trains sanitaires improvisés.

Ces aménagements, dans le cas d'extrême urgence, sont tout à fait sommaires et constituent de véritables aménagements de fortune. On doit toujours éviter de répandre la paille de couchage sur le plancher des wagons. On utilise de préférence des paillasses, dont les coins laissés vides sont ficelés de manière à servir de poignées. Quand les blessés sont transportés couchés sur des brancards, pour éviter la trépidation du wagon, on interpose, entre le brancard et le plancher, un objet élastique. A cet effet, les extrémités des hampes sont appuyées sur des bottillons de paille ou des fagots de broussaille.

Aménagement régulier du train sanitaire improvisé.

53. — Normalement, les trains sanitaires improvisés sont constitués avec des voitures à marchandises aménagées au moyen d'appareils spéciaux pour la suspension des brancards.

Ces appareils spéciaux sont de deux modèles et pourront être employés indistinctement, suivant qu'on les aura à sa disposition.

Ce sont : 1° les appareils à suspension de brancards à deux étages, modèle 1874-89 (système Bry-Ameline) ;

2° Les appareils à suspension de brancards à trois étages, modèle 1891 (système Bréchot-Desprez-Ameline).

CHAPITRE IX

INSTALLATION DES APPAREILS DE SUSPENSION DE BRANCARDS A DEUX ÉTAGES, MODÈLE 1874-89 (SYSTÈME BRY-AMELINE).

Description de l'appareil. (Modèle 1874-89.)

56. — L'appareil se compose de deux paires de traverses superposées et suspendues à l'extrémité d'un système élastique (Pl. XLVII, fig. 1).

Chaque paire de traverses est destinée à recevoir trois brancards sur des emplacements indiqués par des tasseaux fixés aux traverses et disposés de manière que la tête soit placée dans le bout du wagon.

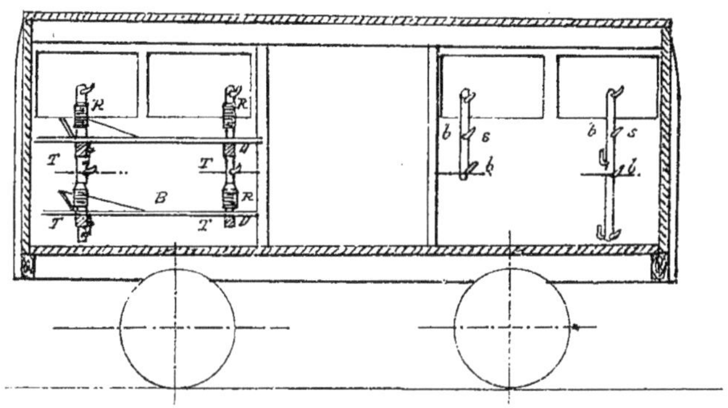

Fig. 1. Coupe longitudinale

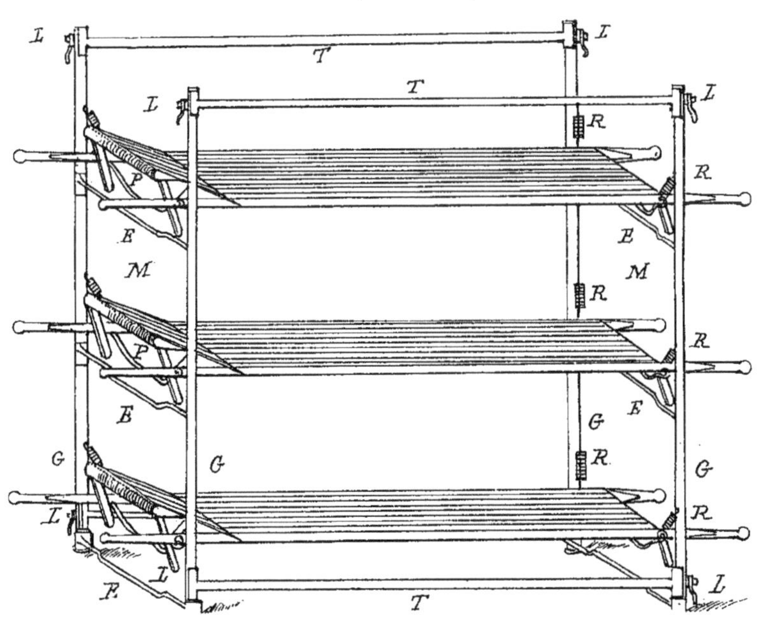

Fig. 2

Appareil de suspension de brancards à trois étages.

Chaque traverse est suspendue par ses extrémités au moyen d'un appareil élastique composé d'un ressort à boudin double, maintenu dans une chape articulée sur une tête de suspension à œil.

La tête de suspension à œil est attachée par un boulon avec un écrou à queue à un support en fer plat qui, lui-même, est fixé au moyen de deux boulons avec écrous à queue contre les parois du wagon.

Les traverses de tête portent en outre :

1° Sur leur longueur, six étriers qui embrassent les pieds des brancards et retiennent ceux-ci sur les traverses ;

2° A chaque extrémité, un piton à vis qui coulisse verticalement dans un guide rivé au support en fer plat.

Ce système permet de suspendre jusqu'à douze brancards dans un wagon.

CHAPITRE X

INSTALLATION DES APPAREILS DE SUSPENSION DE BRANCARDS A TROIS ÉTAGES, MODÈLE 1891 (SYSTÈME BRÉCHOT-DESPREZ-AMELINE).

Description de l'appareil. (Modèle 1891.)

62. — L'appareil de suspension de brancards à trois étages, modèle 1891 (Pl. XLVII, fig. 2), se compose d'une cage en fer de $1^m83 \times 0^m93$ sur 1^m83 de haut, peinte à l'huile, pesant 58 kilogrammes, et destinée à recevoir trois brancards superposés.

Cette cage est formée par deux montants MM à entretoises reliés entre eux par quatre grandes traverses d'assemblage TTTT fixées au moyen d'écrous à béquille.

Chaque montant est composé de deux colonnes GG, dont l'extrémité inférieure porte un sabot SS devant reposer sur le sol.

Les deux colonnes GG, d'un même montant, sont reliées entre elles au moyen de trois entretoises EEE cintrées aux extrémités.

Chacune de ces colonnes est percée de part en part de deux trous, l'un en bas et l'autre en haut, destinés à recevoir la partie taraudée des grandes traverses d'assemblage.

Les grandes traverses d'assemblage, formant les grands côtés de l'appareil, sont terminées, à leurs extrémités, par des équerres ou embases s'adaptant sur les colonnes et par des tiges taraudées qui sont introduites dans les trous des colonnes et fixées au moyen d'écrous à béquille LLLL.

Par l'assemblage de ces quatre traverses aux deux montants, la cage de l'appareil est constituée.

Tous les montants, de même que les traverses d'assemblage et leurs écrous, sont identiques et interchangeables.

La partie essentielle de l'appareil, modèle 1891, celle qui forme pour ainsi dire le véritable organe de suspension, est constituée par douze ressorts à boudin d'un dispositif spécial à compensation, ayant pour effet d'amortir la violence des chocs *dans tous les sens*.

Ces ressorts sont, par l'une de leurs extrémités, fixés à demeure aux colonnes un peu au-dessus des entretoises, au moyen d'un anneau de fer; par l'autre extrémité, ils sont reliés deux à deux à une traverse porte-brancard.

Ces traverses sont mobiles ; elles permettent de laisser accomplir au brancard qu'elles supportent un mouvement de va-et-vient, modéré par les ressorts.

MESURES PRESCRITES EN FRANCE

AUX COMPAGNIES DE CHEMINS DE FER POUR L'AMÉNAGEMENT DES TRAINS SANITAIRES.

Compagnies des Chemins de fer d'Orléans, du Nord, du Midi, Réseau de l'État.

Les Compagnies d'Orléans, du Nord, du Midi, le Réseau de l'État se sont conformés aux instructions ministérielles du 1er avril 1887 et du 22 mars 1889, en plaçant, dans les wagons à marchandises, des plaques métalliques destinées à indiquer, d'une manière permanente, l'emplacement des trous de boulons des traverses de suspension servant au transport des blessés militaires.

En dehors de ces wagons à marchandises, qui ne peuvent servir qu'à former des trains sanitaires improvisés, les Compagnies ne possèdent aucun autre wagon ou voiture à voyageurs pouvant se transformer et constituer des trains sanitaires dits permanents.

Chemins de fer de l'Est

Voiture de 3e Classe

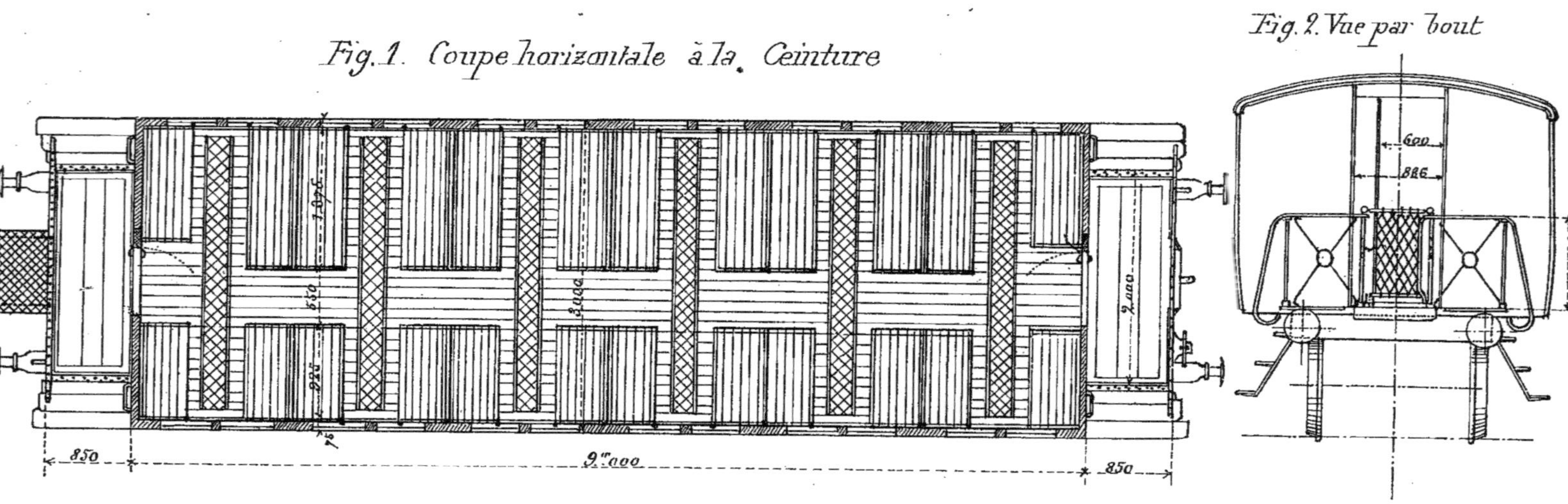

Fig. 1. Coupe horizontale à la Ceinture

Fig. 2. Vue par bout

PLANCHE XLVIII

Compagnie des Chemins de fer de l'Est.

De même que dans les autres Compagnies de Chemins de fer, tous les wagons couverts à marchandises de la Compagnie de l'Est (wagons N de 6 mètres et M de 5^{m}50) sont disposés pour pouvoir recevoir des brancards suspendus d'après le système Bry, à un ou deux étages.

Les *voitures à voyageurs* n'ont reçu, jusqu'à ce jour, aucune disposition spéciale en vue des transports des blessés et des malades militaires. Toutefois, les voitures de 3e classe, série CT^{f} à intercirculation, employées pour le service des trains légers, ont été munies, à chacune de leurs extrémités, d'un battant de porte maintenu ordinairement fermé, mais que l'on pourrait ouvrir de façon à porter la largeur d'ouverture de la porte à 0^{m}880, largeur qui permet l'introduction de brancards servant au transport des blessés. D'autre part, les banquettes et dossiers de ces voitures ne sont pas fixés à demeure dans la caisse, mais sont tenus seulement au moyen de boulons et peuvent être enlevés pour permettre d'y placer des brancards.

Les deux plans (fig. 1 et 2, Pl. XLVIII) représentent les dimensions et les diverses dispositions de ces voitures.

Ces voitures, actuellement au nombre de cinquante-six, sont chauffées à la vapeur, circulant sous des plaques de tôle formant chauffe-pieds.

La Compagnie de l'Est a pris d'elle-même ces dispositions afin de pouvoir, au besoin, constituer, avec ces voitures, des trains d'ambulance, si l'Administration de la Guerre le demandait.

On ne saurait trop louer l'excellente initiative de la Compagnie de l'Est. Les voitures, que nous venons de décrire, très bien suspendues, chauffées, etc., pourraient, en effet, se transformer très rapidement, recevoir des couchettes pour les blessés militaires et constituer ainsi plusieurs trains sanitaires très confortables.

Compagnie des Chemins de fer de l'Ouest et de Paris-Lyon-Méditerranée.

Nous avons indiqué (pages 184 et 187) la part prise par ces Compagnies à la construction des trains sanitaires permanents.

De même que dans les autres Compagnies, tous les wagons couverts à marchandises de la Compagnie de l'Ouest et P.-L.-M. sont disposés pour recevoir des brancards suspendus d'après le système Bry-Ameline.

CHAPITRE XIII

APPRÉCIATION — CONCLUSIONS

Il ressort nettement de l'examen des mesures et des Règlements concernant le transport des blessés militaires adoptés à l'étranger que les principales nations possèdent actuellement des *trains sanitaires* dits *permanents*, constitués avec des voitures bien suspendues, construites d'après un modèle donné, qui servent, en temps ordinaire, au transport des voyageurs et, en temps de guerre, au transport des blessés. Ces trains sont assez nombreux de façon à remplacer, autant que possible, les *trains sanitaires improvisés* formés avec des wagons à marchandises qui ne doivent servir qu'en cas d'absolue nécessité et pour des transports de blessés à de petites distances.

Suivant la juste proposition de M. le Médecin-Inspecteur Chauvel, ces trains dits *permanents* devraient être dénommés *trains préparés;* le terme *permanent* ne devant pas être employé « pour caractériser une formation, dont le mérite principal est précisément dans l'adaptation rapide, *pour un service temporaire*, d'organismes habituellement utilisés pour un autre usage. »

L'Autriche possède, depuis longtemps, de nombreux et d'excellents trains sanitaires construits d'après ces principes.

L'Allemagne peut, au moment de la mobilisation, former des trains sanitaires bien aménagés avec des voitures à voyageurs qui communiquent entre elles (voir page 173). Cependant, de l'avis d'un des représentants les plus autorisés de la chirurgie militaire allemande, qui a bien voulu nous donner son opinion sur ce sujet, le nombre des trains sanitaires permanents, en Allemagne, est encore très insuffisant.

La Russie, l'Italie peuvent mettre en mouvement, en cas de guerre, des trains sanitaires formés avec des voitures à voyageurs de 2e ou de 3e classe, très bien suspendues et communiquant entre elles.

Nous rappellerons que, dès 1882, nous avons recommandé,

pour la constitution des trains sanitaires, des wagons construits sur un modèle donné, devant servir principalement comme wagon d'ambulance, mais pouvant être utilisés, en temps de paix, pour les transports ordinaires. (Voir page 104 de notre premier Rapport, publié en 1882.)

Nous sommes heureux de constater que nos conclusions ont été adoptées presque partout et que des trains sanitaires permanents ont été construits à l'étranger et en France.

Nous recommandons encore actuellement la même solution du problème des trains sanitaires.

Les trois trains sanitaires permanents que possède la France, train de l'Ouest et de la Compagnie P.-L.-M., rendraient quelques services en temps de guerre, mais leur nombre serait certainement insuffisant. L'Administration de la Guerre a, du reste, renoncé à ces constructions coûteuses, d'un entretien onéreux, et ne s'est pas conformée à la conclusion de la Commission Militaire Supérieure des Chemins de fer, qui recommandait, en 1885, la construction des trains sanitaires par chaque Compagnie Française de Chemins de fer, *jusqu'à concurrence de dix.*

L'expérience des guerres récentes, les statistiques de Fischer, de Mundy, de Peltzer et de Richter prouvent la nécessité de l'organisation de nombreux trains sanitaires permanents. Pendant la guerre de 1870, l'armée allemande disposait de vingt et un trains sanitaires comprenant neuf trains prussiens, un saxon, un hanovrien, un rhénan, un hessois, quatre bavarois, deux wurtembergois, un badois et un hamburgois.

La construction et l'aménagement des trains sanitaires permanents français constitués avec des voitures servant, en temps ordinaire, au transport des denrées, présente quelques sérieux inconvénients. La suspension n'annihile pas suffisamment la trépidation de la marche et les mouvements du train. Le système d'aérage et d'éclairage est défectueux. La trappe, par laquelle on peut évacuer, en route, les balayures et les déjections, est une cause de contamination et de mauvaises odeurs. Pendant la marche du train, si le vent est violent, les déjections sont, en effet, repoussées dans l'intérieur du wagon. Il est inutile d'insister sur les graves inconvénients et les dangers du chauffage des voitures au moyen d'un poêle. Le système d'intercommunication, constitué par une porte à simple battant, s'ouvrant extérieurement sur un pont rabattu, n'offre pas enfin toute sécurité.

Il nous semble qu'avec les progrès accomplis dans la construction du matériel de nos chemins de fer, on pourrait actuellement obtenir des *trains sanitaires permanents* à peu de frais et en assez grand nombre, en se servant de voitures à voyageurs, disposées suivant un modèle donné, bien suspendues, chauffées et éclairées d'une façon irréprochable, communiquant entre elles par un système offrant toute sécurité. Notre projet de train sanitaire du Réseau de l'État a été conçu d'après ces idées. (Voir page 198.)

Les *trains sanitaires improvisés* formés avec des wagons à marchandises ne conviennent guère pour les transports à de grandes distances des blessés sérieusement atteints. Ils présentent de très graves inconvénients ; ils sont mal suspendus, mal aérés et mal éclairés ; ils ne communiquent pas entre eux. Les systèmes adoptés pour l'aménagement intérieur des wagons par le Service Militaire de Santé sont assez recommandables. Les appareils Bréchot-Desprez-Ameline sont suffisamment élastiques, solides, n'occupant qu'un volume restreint, peuvent recevoir un nombre assez grand de blessés et ne gênent pas le va-et-vient exigé par le chargement des blessés et pour les soins à donner pendant la marche du train.

Comme *conclusion*, nous proposons la construction de nombreux trains sanitaires préparés d'avance, constitués avec des voitures à voyageurs, de construction spéciale, qui seront substitués, autant que possible, au moment de la mobilisation, aux trains sanitaires improvisés.

CHAPITRE XIV

PROJET DE TRAIN SANITAIRE PERMANENT DU RÉSEAU DE L'ÉTAT

Dans notre projet, nous utilisons un certain nombre de voitures du Réseau de l'État qui sont actuellement en service et qui sont admirablement disposées pour servir, sans aucune transformation, comme wagons de train sanitaire.

Les voitures devant servir au transport des blessés seraient seules construites d'après le type que nous proposons. Elles seraient utilisées, en temps ordinaire, pour le transport des voyageurs.

D'après notre projet, le train sanitaire permanent du Réseau de l'État pourrait avoir la composition suivante :

16 voitures pour les blessés (Pl. XLIX). — La planche XLIX, fig. 1 et 2, donne les divers détails du type de ces voitures. Ces voitures, de 2e ou 3e classe, seraient à intercirculation et comprendraient deux grands compartiments et un water-closet. Les banquettes offrant 66 places assises seraient amovibles et pourraient être remplacées par 14 lits-brancards. Les portes latérales A, de 1[m]850 de hauteur sur 1[m]085 de largeur, seraient normalement condamnées et ne serviraient qu'en temps de guerre pour le chargement et le déchargement des brancards.

Les brancards pourraient être installés sur les chalits métalliques que nous avons décrits précédemment (page 188, Pl. XLVI).

Avec les dimensions de notre voiture, on obtiendrait un très large espace entre les brancards qui permettrait au personnel de donner aux blessés tous les soins nécessaires pendant la marche du train.

Les portes de communication extrêmes seraient larges, avec passerelles munies de soufflets et permettraient de circuler en toute sécurité.

Chemins de fer de l'Etat.

Train sanitaire permanent.

Voiture pour les Blessés.

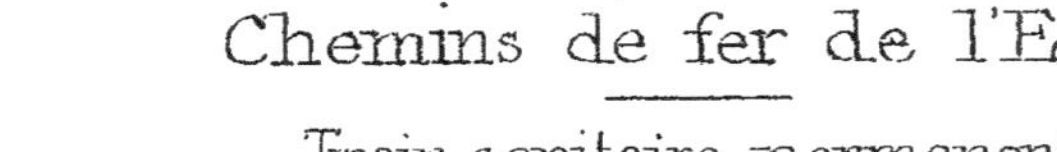

Nota. Les portes **A** normalement condamnées servent uniquement au chargement et au déchargement des brancards.

Fig. 1. Installation des Brancards.

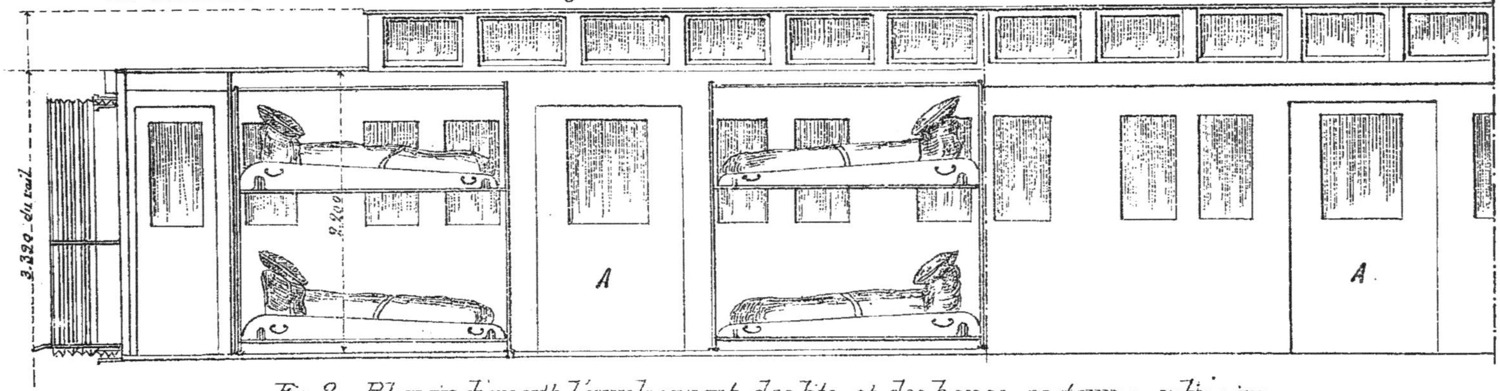

Fig. 2. Plan indiquant l'emplacement des lits et des bancs en temps ordinaire.

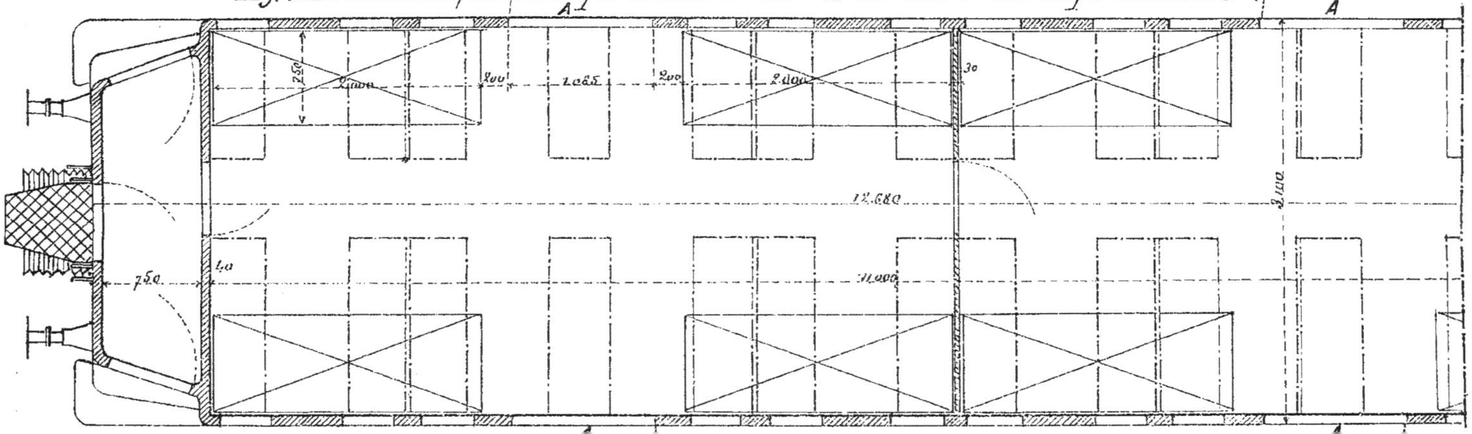

PLANCHE XLIX

Chemins de fer de l'Etat.
Train sanitaire permanent.
Voiture pour les Médecins
Fig. 1. Elevation
I
7.900
4.087
Fig. 2
Coupe par le compt couchettes.
3.1085
2.320
3.100
Fig. 3. Plan
13.100
E
2.100
1.400
680
750
2.280
2.100
2.100
785
2.428
A
C
D
B
C
A
Légende
A _ Compartiments ordinaires
B _ Compartiment-lit
C _ Compartiments couchettes
D _ Water-closet
E _ Couloir
Voiture munie du chauffage à la vapeur

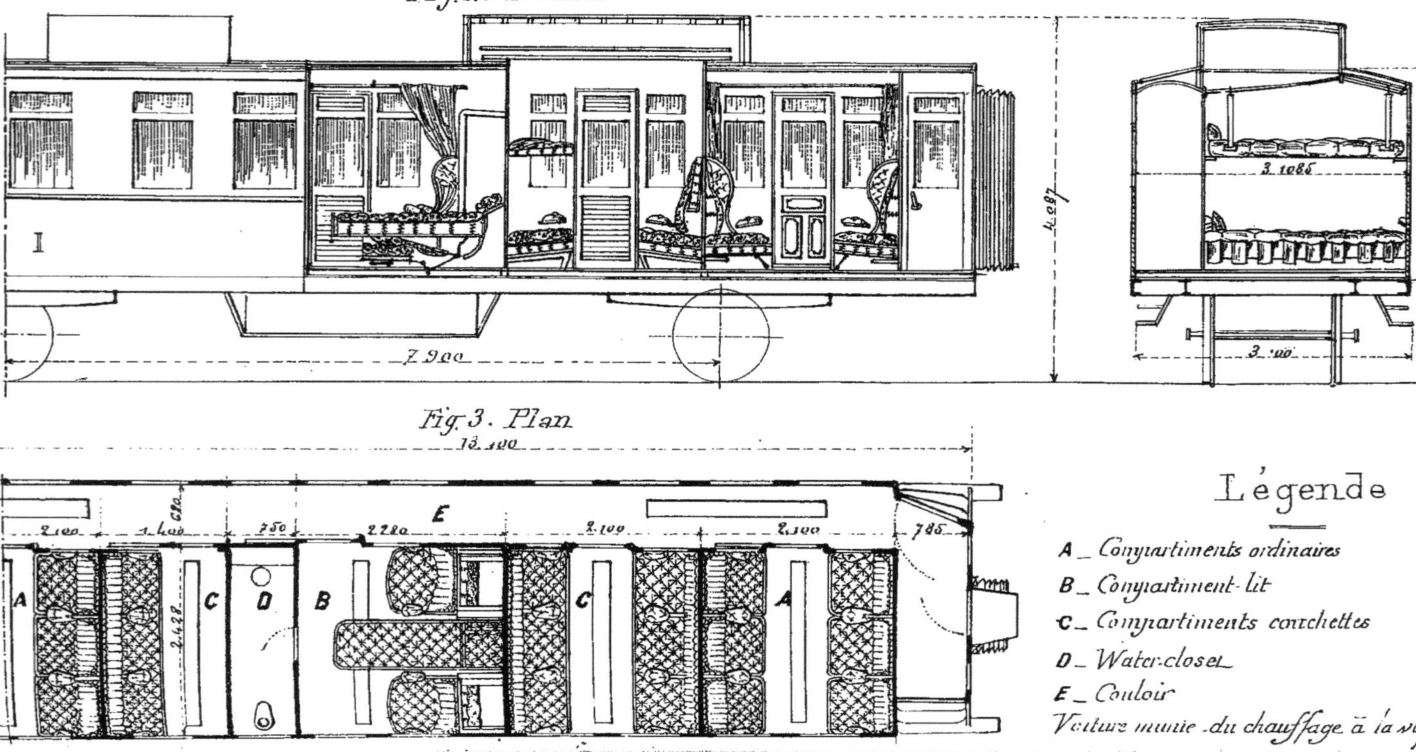

PLANCHE I

Chemins de er e l' tat

Train sanitaire permanent.

Voiture pour le Restaurant.

Fig. 1. Elévation

Fig. 2. Vue d'arrière

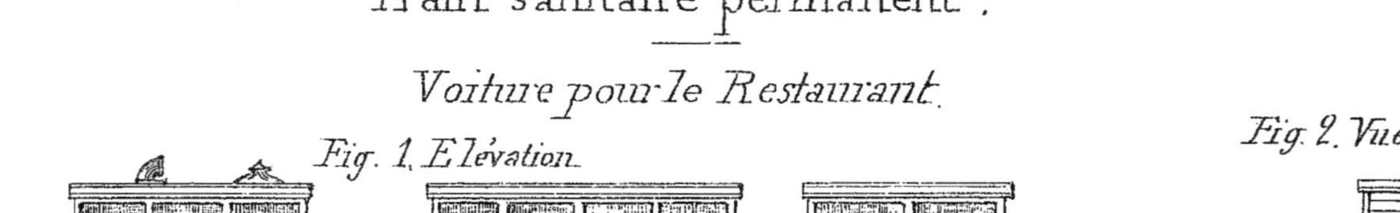

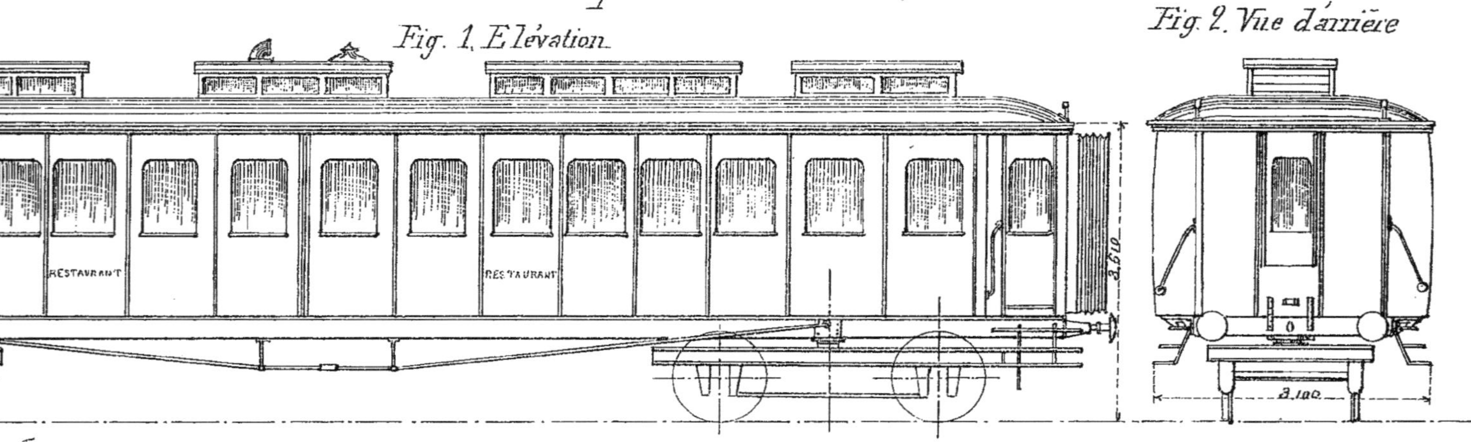

F. 3. Plan

Légende

A Fumoir servant de pharmacie, lingerie

B Salle à manger

C Cuisine

D S. à manger servant de dépôt de prov.ons

E Couloir

Voiture munie du chauffage à la vapeur.

PLANCHE LI

Le chauffage se ferait au moyen de la vapeur prise sur la locomotive.

L'éclairage à la lumière électrique serait obtenu au moyen de dynamos actionnés par les essieux comme pour les voitures ALZ du type État.

La flexibilité des ressorts des voitures de 2e et 3e classe serait de 0m058.

Une voiture pour les médecins et les infirmiers (Pl. L.). — Cette voiture serait le type ALZ du matériel actuel du Réseau de l'État. Elle comprend :

1 compartiment lits-toilette avec son water-closet;
1 compartiment à 2 couchettes;
1 compartiment à 4 couchettes;
2 compartiments ordinaires de 1re classe;
1 water-closet.

Elle servirait au couchage du personnel médical et, au besoin, de quelques blessés.

Un wagon pour la cuisine, pour le restaurant et pour la pharmacie. — Ce wagon serait le type wagon-restaurant du Réseau de l'État (Pl. LI).

Ce wagon comprend une cuisine et trois compartiments. Un compartiment serait transformé en magasin pour la cuisine, un autre en pharmacie; le troisième servirait de salle à manger pour le personnel médical.

Ce wagon, de même que les voitures ALZ pour les médecins, serait chauffé à la vapeur, éclairé à la lumière électrique.

Le Réseau de l'État a actuellement en service quatre wagons-restaurant.

Deux fourgons du type État, l'un pour les provisions, l'autre pour le linge sale et pour le combustible, n'ayant aucune communication avec les autres voitures, compléteraient la composition du train sanitaire.

Notre projet nous paraît présenter un certain nombre d'avantages. Il réaliserait, s'il était adopté, un progrès important.

Notre train sanitaire serait, en effet, constitué avec des voitures à voyageurs, absolument irréprochables au point de vue de la suspension, de l'éclairage, du chauffage, de la ventilation et du système d'intercommunication, et serait certainement plus confortable que les autres trains sanitaires déjà construits par les autres Compagnies.

Il pourrait être établi d'une façon très économique, puisqu'il serait constitué avec des wagons déjà existants et que les voitures à construire serviraient, en temps ordinaire, au transport des voyageurs.

On remarquera, enfin, que le nombre des voitures qui doivent entrer dans la composition d'un train sanitaire permanent et qui a été fixé à 23 (voir page 189), serait réduit, d'après notre projet, à 20.

La voiture de 1re classe ALZ servirait à la fois aux médecins et aux infirmiers. Le wagon-restaurant, grâce à ses vastes dimensions, servirait à la fois pour la cuisine, pour la pharmacie et comme fourgon-allège de la cuisine.

BIBLIOGRAPHIE

H. LARREY. — Rapport sur l'état sanitaire du camp de Châlons, sur le Service de santé de la Garde Impériale et sur l'hygiène des camps, adressé à son Exc. le Maréchal, Ministre de la Guerre. *Recueil des mémoires de Médecine Militaire.* T. XXI. Paris, 1858.

GURLT (E.). — Ueber den Transport Schwerverwundeter und Kranken im Kriege, nebst Vorschlägen über die Benutzung der Eisenbahnen dabei. *Medicinische Zeitung des Vereins für Heilkunde in Preussen.* Berlin, 1859.

LÖFFLER. — Der transport Schwerverwundeter auf Eisenbahnen. *Preussische Militärärztliche Zeitung,* 1860.

PREUSSISCHES KRIEGS-MINISTERIUM. — Anleitung zur Ausführung der Beförderung Verwundeter und Kranken Militärs auf Eisenbahnen. Berlin, 1861.

LARREY (H.). — Discussion sur la salubrité des hôpitaux. *Bulletin de l'Académie de Médecine.* T. XXVII. 1861-1862.

OSWIECINSKY. — Ueber Militärtransport, insbesondere der Schwerverwundeten auf den Eisenbahnen und von den Schlachtfeldern. Frankfurt. a. M., 1864.

The Sanitary Commission of the United States army, a succinct narrative of its works and purposes. New-York, 1864.

Circular n° 6. S. G. O., Washington, 1865. Report on the Extent and Nature of the Materials available for the Preparation of a Medical and Surgical History of the Rebellion.

HASTINGS-HAMILTON (F.-H.). — A Treatise on Military Surgery and Hygiene. New-York, 1865, p. 168.

HAUROWITZ (H.-V.). — Das Militär-sanitätswesen der Vereinigten Staaten von Nord-Amerika während des letzten Krieges. Stuttgart, 1866.

LANDA (D. NICASIO Y ALVAREZ DE CARVALLO). — Trasporte de Heridos y enfermos por vias ferreas y navegables. Madrid, 1866.

LETTERMANN (J.). — Medical recollections of the army of the Potomac. New-York, 1866.

STILLE (C.-J.). — History of the United States sanitary Commission. Philadelphia, 1866.

EVANS (T.-W.). — La Commission sanitaire des États-Unis. Paris, 1867. 5e édition.

H. FISCHER. — Verletzungen durch Kriegswaffen (Allgemeine Kriegs-Chirurgie). *Handbuch d. allg. u. spez. Chirurgie, redigirt. Von v. Pitha und Billroth.* Bd. 1. Abth. II. Heft., p. 309. 1867.

F. Fischer et Co. — Catalog sämmtlicher Apparate und Geräthschaften zu Heilzwecken. Heidelberg, 1867.

Neudörfer (J.). — Handbuch der Kriegs-Chirurgie. *Allgemeiner Theil.* Leipzig, 1867. B. I. *Anhang*, S., 353.

Das Krankenzerstreuungssytem im Felde. *Militärärzt*, 1868, n° 13-17.

Esmarch (F.). — Verbandplatz und Feldlazareth. Berlin, 1868. S. 34.

Gurlt (E.). — Abbildungen zur Krankenpflege im Felde, auf Grund der Internationalen Ausstellung der Hülfsvereine für Verwundete, zu Paris im Jahre. Berlin, 1868.

Gauvin. — Transport des blessés, *Conférences internationales des Sociétés de secours aux blessés militaires des armées de terre et de mer.* Paris, 1867. T. II, p. 266. 1868, p. 99 et passim.

Hoffmann-Merian (Th.) — Die Eisenbahnen zum Truppentransport und für den Krieg in Hinblick auf die Schweiz. Basel, 1868.

Longmore (T.). — A Treatise on the transport of sick and wounded Troops. London, 1868.

Rose (E.). — Das Krankenzerstreuungs-System im Felde Verbandplatz und Feldlazareth. Berlin, 1868.

Roth (W.). — Militärärztliche Studien. Berlin, 1868.

Hammond. — A Treatise on hygiene with special reference to the military service. 2e édition. Philadelphia, 1869.

Loeffler (F). — Das preussische Militär-Sanitätswesen, und seine Reform nach der Kriegserfahrung von 1866. Berlin, 1869.

Preussisches Kriegs-ministerium. — Instruction über das Sanitätswesen der Armee im Felde. Berlin, 22 avril 1869.

Gray (C.-C.). - Report of services at the First Battle of Bull Run. *Appendix to Med. and Surg. History of the war of the Rebellion.* Washington, 1870.

Pirogoff (N.). — Bericht über die Besichtigung der Militär-Sanitäts Anstalten. *Deutschland, Lothringen und Elsass im Jahre 1870.*

Ranke. — Memorandum über Spitalzüge. *Allgemeine Militärärtzliche Zeitung*, 1870. N° 44-45.

Schiller (Carl.). — Verband und Transportlehre für Sanitäts-Truppen, Würzburg, 1870.

Van Dommelen. — Essai sur les moyens de transport et de secours en général aux blessés et malades en temps de guerre. La Haye, 1870.

Virchow (R.). — Der Erste Sanitätszug des Berliner Hülfsvereins für die deutschen Armeen im Felde. Berlin, 1870.

Vollum (E-P.). — Report on the Transportation of the Wounded after the battle of Gettysburg. *Appendix to Part I. Med. and Surg. History of the War of the Rebellion.* Washington, 1870, p. 143.

Zur Verbesserung des Eisenbahntransports Verwundeter im Kriege nach Dr V. Fichte und Dr Gurlt nebst Gutachten der Münchener Generalversammlung der Techniker der deutschen Eisenbahnverwaltungen. *Zeitung des Vereins deutscher Eisenbahnverwaltungen.* 1870. Nr. 30. *Der Aufsatz findet sich abgedruckt im Kriegerheil,* 1870. N° 10, p. 112.

Engel. — Beiträge zur Statistik des Krieges. Berlin, 1870-1871.

O. Von Hoenika. — Beitrag zur Beurtheilung der Thätigkeit der freiwilligen Krankenpflege, 1870-71.

Bernard (H.). — Premiers secours aux blessés sur le champ de bataille et les ambulances. Paris, 1871.

V. Czerny. — Aus den Kriegslazarethen. Anno 1870. *Wiener Medizinische Wochenschrift*, 1881. *Separatabdruck*, p. 5.

De l'évacuation des malades et des blessés. *Annales d'hygiène publique et de médecine légale, 2e sér.* Paris, 1871. T. XXXVI, p. 190.

Devilliers. — Note sur l'organisation et le fonctionnement des secours aux malades et blessés des armées sur le réseau des chemins de fer de Paris à Lyon et à la Méditerranée. *Bull. de l'Acad. de Méd.*, 1871. T. XXXVI, n° 7.

Die Sanitätszüge der Württembergischen Staats-Eisenbahn. *Bremer Handelsblatt*, 1871. B. XX.

Der Hamburger Lazarethzug nach dem Hennickeschen System. *Kriegerheil*. Erstes Beiheft, 1871.

Die Constructions-Veranderung wurde zuerst angegeben von dem Obermaschienenmeister Brockmann in Stuttgard. *Organ für die Fortschritte des Eisenbahnwesens. Jahrgang*, 1871.

Esmarch (Von). — Verbandplatz und Feldlazareth. 2e édition. Berlin, 1871.

Froelich. — Die Ausstellung dreier Modelle verschiedener Eisenbahnwagen. *Mailand Mil-Zeit*, 1871.

Hans Simon. — Die Württembergischen Sanitätszüge, 1871.

Hirschberg. — Die Bayerischen Spitalzüge, 1871.

Hasenkampf. — Vorträge über das Militär-Sanitäts-wesen im Falle eines Krieges, in den Armeen Russlands, Deutschlands, Oesterreichs, Amerikas, Frankreichs, Petersburg, 1870-1871. Berlin, 1871.

Hoenika (O.-V). — Ein Beitrag zur Beurtheilung der Thätigkeit der freiwilligen Kraukenpflege während des deutsch-französischen Krieges 1870 und 1871. Berlin, 1881.

Lazarethwagen-System E. Meyer in Hannover. *Lithographirte Tafeln nebst Beschreibung* (Manuscript, 1871.

Ministère de la guerre français. — *Circulaire du 25 novembre 1870, 10, 12 et 15 janvier 1871*, sur l'organisation du service des évacuations en arrière de l'armée. *Annales d'hygiène et de médecine légale*, 1871. *Journal militaire officiel*, 1871.

Moll. — Die Sanitätszüge, ihr Werth und ihre Uebelstäude. *Berliner klin. Wochenschrift*, 1871. N° 6.

Muehlbauer. — Erfahrungen aus dem Feldzuge, 1870 und 1871-1872.

Mueller. — Sanitätszüge. *Klinische Wochenschrift*. Berlin, 1871. B. VII. S. 48.

Peltzer. — Die Deutschen Sanitätszüge im Kriege gegen Frankreich und der Dienst als Etappenartz, 1871.

Ranke. — Memorandum über Spitalzüge und den Transport Verwundeter. *Bayer. ärztl. Intel. Blatt*. T. XVIII, n° 36. 1871.

Rose (E.). — Der Züricher Hülfszug zum Schlachtfelde bei Belfort, 1871.

Roth (W.). — Beiträge zu den Fragen der Militär-Gesundheitspflege aus den gegenwärtigen Feldzuge. *Deutsche Vierteljahrsschrift für öffentliche Gesundheitspflege*, 1871. B. III.

Transport Verwundeter auf Eisenbahnen, in *Leipziger Illustrirte Zeitung*, 1871. B. XL, S. 1420.

Ueber den Einfluss der Reise des Prof. Pirogoff auf die russische medizin-Kriegerheil. Erstes Beiheft, 1871.

Verhandlungen des ersten deutschen Vereinstages der deutschen Vereine zur Pflege im Felde verwundeter und erkrankter Krieger und der deutschen Frauenvereine zu Nürnberg am 23, *bis* 25. Oktober 1871, *Kriegerheil. Zweites Beiheft*, p. 121, p. 143, u. f.

Bericht des Central-Comitäts des deutschen Vereins zur Pflege im Felde verwundeter und erkrankter Krieger über seine Thätigkeit und die Wirksamkeit der mit ihm verbundenen Vereine während des Krieges von 1870-1871. Berlin, 1872, p. 44.

Beck (C.-H.). — Studien über das Etappen-Wesen, Nordlingen, 1872.

Billroth (Th.). — Chir. Briefe aus den Kriegs-Lazarethen in Weissenburg und Mannheim, 1870. Berlin, 1872. S. 71.

Boerner (Paul). — Ein Preussischer Sanitätszug an der Loire, etc. Berlin, 1872.

Eugenio Bellina. — I Treni Ospedali della Germania nella guerra de 1870-1871. Firenze, 1872.

Francesco Cortese. — Reminiscenze d'un viaggio in Germania per missione ufficiale nel 1871. Venezia, 1872.

Die freiwillige Hilfsthätigkeit im Grossherzogthum Baden im Kriege 1870-71. Rechenschaftsbericht des vereinigten Hilfs-Comitäts des Badischen Frauenvereins unter den Protecktorate Ihrer königlichen Hoheit der Grossherzogin Louise von Baden und des Männerhilfsvereins zu Karlsruhe. *Karlsruhe*, 1872, p. 62.

Die Freiwillige Hilfsthätigkeit im Konigreiche Baiern in den Jahren 1870-1871. Gemeinschaftlicher Rechenschaftsbericht des Baierischen Vereins zur Pflege und Unterstützung im Felde verwundeter und erkrankter Krieger und des Baierischen Frauenvereins, p. 116. 1872.

Reinold Hirschberg. — Die Baierischen Spitalzüge im Deutsch-Französichen Kriege, 1870-1871. München, 1872.

Friedrich. — Die deutschen Sanitätszüge im Feldzuge gegen Frankreich. *Jahresbericht der Gesellschaft für Natur und Heilkunde in Dresden*, September 1871-1872.

Friedrich. — Der Eisenbahn Unfall des Sanitätzuges des XII (Sächsischen) Armee-Corps, 1872.

Hausser. — Transport Verwundeter mittelst Eisenbahnen, in *Der Militärärzt*, 1872.

Hirschberg (R.). — Die Bayerischen Spitalzüge im Deutsche-Französischen Kriege, 1870-1871.

Instruction betreffend das Etappen und Eisenbahnwesen. Berlin, 1872.

F. Jacqmin. — Les chemins de fer pendant la guerre de 1870-1871. Paris, 1872, p. 235.

Lefort (Léon). — La Chirurgie Militaire et les Sociétés de secours en France et à l'étranger. Paris, 1872, p. 148.

Legouest (L.). — Traité de Chirurgie d'Armée. Paris, 1872, p. 770.

Löwer. — Der Feldärztliche Dienst bei der Landes-Etappe. *Deutsche Militärärztliche Zeitschrift*, 1872. S. 355, etc.

Löwer. — Uber den Werth der Hamburger Sanitätszüge, *Deutsche Militärärztliche Zeitschrift*, 1872. B. I. S. 143.

Morache. — Les trains sanitaires. Étude sur l'emploi des chemins de fer pour l'évacuation des blessés et malades. Paris, 1872.

Muelhvenzel. — Demonstration einer Feld-Trage-Bahre und eines Ambulanz-Wagons. *Verhandlungen der Deutschen Gesellschaft für Chirurgie*, 1872. S. 37.

Muehlvenzel. — Offener Brief betreffend die Blessirten Wagen. *Deutsche Militärärztliche Zeitschrift*, 1872. B. I. S. 557.

Peltzer. — Ueber Evacuation, Krankentransport und Krankenzüge. *Deutsche Militärärztliche Zeitschrift*, 1872. Heft, 8.

Pundschuh. — Die Blessirten-Wägen und ihre Einrichtung. *Deutsche Militärärtzlliche Zeitschrift*, 1872, B. I. S. 409.

Règlement pour les transports militaires par chemins de fer dans l'empire austro-hongrois, 1870. *Traduit et publié par les soins de la Compagnie des chemins de fer de l'Est*, 1872.

W. Roth. — Ueber Evacuation und Etappen-wesen im Kriege. *Deutsche Militärärztliche Zeitschrift*. Heft, 7, 1872.

Th. Ruhl. — Ueber provisorische Feldspitalanlagen, pag. 58. Fahrende Feldspitäler Wien, k. k. Staatsdruckerei, 1872.

Riegert. — Des Wagons-Ambulances. *Rec. de mém. de méd., de chir. et de pharm. mil.* Paris, 1872, 3e sér., 1872. T. XXVIII, p. 192.

Robert (Ch.). — Difficultés que rencontre en France l'administration des grandes armées, et moyens pratiques d'y remédier. *Journ. des Sc. mil. 8e sér.* T. II, juin 1872.

Rothmund (A.). — Aphorismen über das Bayerische Militärsanitätswesen. *Aerztliche Intelligenzblatt*, 1872. N° 5.

Ruepp. — Die Entwickelung des Verwundeter and Kankentransportwesens auf Eisenbahnen in *der Correspondenzblatt für Schweizer Aerzte*, 1872. N° 20.

A. Siegel. — Die Württembergischen Sanitätszüge im Deutsch-franzœsischen Kriege, 1870-1871. Stuttgart bei Julius Maier, 1872.

Steinberg. — Die Kriegslazareth und Baraken von Berlin nebst einem Vorschlage zur Reform des Spitalwesens. Berlin, 1872. S. 11.

Württembergischen Sanitäts-Vereins über seine Thätigkeit während des Krieges, 1870-71. Stuttgard, 1872.

Bonnefond. — Modèle d'un train sanitaire de la Société française de secours aux blessés militaires. Paris, 1873.

Die deutschen Sanitätszüge 1870 und 1871. Bericht an das schweizerische Militärdepartement von Dr ORISMANN, Oberstabsarzt im eidgenössischen Sanitätsstab 1873 (Manuscript).

Die Internationale Privat Conferenz. *Militärärzt*, 1873.

Die Sanitätszüge der Preussischen Armee im Feldzuge gegen Frankreich, 1870-1871. Zur Erlaüterung der durch die Königl. Direction der niederschlesmärk. Eisenbahn auf der Wiener Weltausstellung ausgestellten Modelle 1872 (Manuscript).

FONTÈS. — Le train de la Société française de secours aux blessés militaires. *Monde illustré*, 1873. N° 846.

HEYFELDER (O.). — Kriegschirurgisches Vademecum. Petersburg. Leipzig, 1873. S. 71.

M. W.-C. GORI. — Het Roode Kruis op de Wereldtentoonstelling te Weenen 1873. Amsterdam, 1874.

W.-C. GORI. — La chirurgie militaire et les Sociétés de secours à l'Exposition universelle de Vienne, 1873.

J. MUNDY. — Vortrag über roulante Hospitäler gehalten im Sanitätspavillon der Wiener Veltausstellung im Sommersemester 1873 (Manuscript).

N.-H. PLAMBECK. — Catalog. der auf der Wiener Weltausstellung 1873. Ausgestellten Sanitäts Gegenstände. Hamburg, 1873, p. 12.

ROTH (W.). — Einige Notizen über die Internationale Privat-Conferenz zu Wien, vom 6 *bis* 9 oktober 1873. *Deutsche Militärärztliche Zeitschrift*, 1873. *Heft und* 12, p. 655.

SCHMIDT. — Ueber Lazarethzüge aus Güterwagen. *Deutsche Vierteljahreschift*. 1873. BV. Heft 3.

WITTELSCHÖFER (L.). — Die Freiwillige Hilfe im Kriege und das Militär-Sanitätswesen an der Wiener Weltausstellung, 1873.

Zur Frage der Waggonheizung. *Centralblatt für Eisenbahnen und Dampfschiffahrt der österreichischen Monarchie.* XII. Jahrgang. Nr 139. 1873.

BILLROTH (Th.) UND MUNDY. — Historiche und Kritische Studien über den Transport im Felde der Verwundeten und Kranken auf Eisenbahnen. Wien, 1874.

Discussion über diesen Vortrag von Mosetig und J. Mundy. *Der Militärärzt Beilage zur Wiener Medicinischen Wochenschrift*, 1874, Nr 1, 2, 3.

KRAUS UND FILLANBAUM. — Der Sanitätspavillon auf der Wiener Weltausstellung Streffleurs. *Osterreichische militärische Zeitschrift*. XV. Jahrgang H. Heft (Februar). Wien, 1874.

LEGRAND (Max.). — Les trains sanitaires. *Union Médicale*, 1874. 4e série. T. XVIII, p. 645, 649.

MUHLVENZEL (F.). — Ueber die im Sanitätspavillon der Wiener Weltausstellung ausgestellt gewesenen Sanitätszuge in *Allgemeine Militärärztliche Zeitung*. Wien, 1874. BXV. S. 21.

MUHLVENZEL (F.). — Das Militär-Sanitätswesen und die freiwillige Hilfe im Kriege auf der Wiener Weltausstellung, 1873. *Organ des Wiener militär-wissenschaftlichen Vereines*. VIII. Band. 1. Helft. Wien, 1874.

MORACHE. — *Traité d'hygiène militaire*, 1874.

P. Niemeyer. — Ueber Theorie und Praxis von Ventilation und Heizung im Allgemeinen, sowie über Heizung und Lüftung der Eisenbahnwagen und Wartesäle im Besonderen. *Monatsblatt für medizinische Statistik und öffentliche Gesundheitspflege. Beilage zu Göschen's Deutsche Klinik*, 24 Januar 1874. Nr 1.

Étude sur le service de santé dans l'armée allemande. Une commission d'évacuation pendant la guerre de 1870-1871. *Revue militaire de l'Étranger*. T. II, 1874.

Rabl-Ruckhard. — Gedankenüber Krankenevacuation auf Eisenbahnen im Felde. *Deutsche Militärärztliche Zeitschrift*, 1874. B. III. S. 465.

Rabl-Ruckhard. — Die Evacuations commission zu Weissenburg in Elsass, während des Feldzuges 1870-1871. *Deutsche Militärärztliche Zeitschrift*, 1874. B. III, S. 402.

J. Mundy. — Studien über den Umbau und die Einrichtung von Güterwagons zu Sanitätswagons. *Als. manuscripter gedruckt*. Wien, 1875.

Michaelis Mundy. — Studien über den Umbau und die Einritchtung von Güterwagon zu Sanitätswagons. *Allgemeine Militärärztliche Zeitung*, 1875.

Meyerhofer. — Das rothe Kreuz auf Eisenbahnen. München, 1875.

Nieden. — Der Transport verwundeter und erkrankter Krieger auf Eisenbahnen. *Vortrag, gehalten im Verein für Eisenbahnkunde zu Berlin am* 12 mai 1875, *abgedruckt im Militär Wochenblatt*, 1875. 5; 1647, 1663, 1715 et 1730.

Otis (G.). — A report on a plan for transporting wounded soldiers by railway in time of war. Washington, 1872.

Perres. — Ueber die Verwendung von Güterwagen zum Verwundeten-Transport. *Militärärzt* IV, 13, 15, 16. *Allg. mil. Ztg*. 33.

Le service des évacuations par voies ferrées. *Revue militaire de l'Étranger*, 1875.

Werdnig. — Ueber transport mittel. f. Verwundeter im Gebirgskriege. *Wien Seidel Sohn. Lex*. 8, 3, 33. *Allg. mil. Arztl. Zt*. II u. 12, 1873.

Braun. — Akande sjukkus. Tidskrift i militär helsovard. Stockholm, 1876.

Congrès international d'Hygiène et de sauvetage. 2 volumes. Bruxelles, 1876.

Girardin. — Ventilation des voitures circulant sur les voies ferrées. *Annales d'hygiène publique*. Mars 1876, p. 273.

Dauvé. — Résumé du Rapport adressé au Ministre de la Guerre sur l'Exposition internationale à Bruxelles. *Recueil de mém. de méd. milit.*, XXXII, p. 608. Nov. et déc. 1876.

Eisenbahn Sanitätszüge. *Wien. med. Presse* XVIII, 32. *Allg. mil. Arztl. Ztg*. p. 1073. 1876.

Helbig (Carl-Ernst). — Heusinger's Eisenbahn Personenwagen als fahrendes Lazareth. *Dresden. Conrad Weiske*. 8. 60. S. *Mit. eingedr*. Holzschn, 1876.

Hohnbaum-Hornschuch. — Eisenbahn Tranpsort Verwundeter auf Sanitätszügen. *Inaugural Diss*. Berlin, 1876.

HIRSCH. — Bericht über eine Probefahrt mit dem Rudolf-Schmidtschen Lazareths-Eisenbahnwagen. *Deutsche Militärärztliche Zeitschrift*, 1876. 383.

HELLRES. — Heusinger's Eisenbahn personenwagen oder fahrendes Lazareth. Dresden, 1876.

HERMANT. — Faire connaître les meilleurs moyens de transport du lieu du combat. *Rapport de M. Hermant, médecin militaire à Gand*, 1876.

Congrès international d'hygiène et de sauvetage. Bruxelles, 1876, p. 252.

Internationale Ausstellung f. Gesundheitspflege u. Rettungswesen zu Brüssel. 1876. Eisenbahn personenwagen II. Classe (Heusinger von Waldeggs System mil. Lazaretheinrichtung).

LARREY. — Note sur le Rapport de M. G. Otis. *Comptes rendus de l'Académie*. LXXXII. 1876.

MYRDACZ (P.). — Das preussische Krankentransportwesen im Kriege. *Wien. med. Presse*, XVII, 27, 79. *Allg. mil. Aerztl Ztg.*, p. 937, 994. 1876.

MYRDACZ. — Das preussische Krankentransportwesen im Kriege. *Ebendas*, 1876. Nos 18, 19, 21, 23, 27 et 29.

PELTZER. — Von der Brüsseler Ausstellung für Gesundheitspflege und Rettungswesen. *Wiener medicinische Wochenschrift*. N° 31 *und Fortsetzuug*, 1876.

SERTA, chef de station à Tirlemont. — Mémoire sur le chauffage et la ventilation des voitures à voyageurs. *Cong. Internat. d'hygiène et de sauvetage*. Bruxelles, 1871. T. I, p. 253.

SCHMIDT (R.). — Der Eisenbahntransport Verwundeter u. Kranker. *Deutsche Vierteljahrsschrift f. öf. Gesundheitspflege*. 1876. T. V, p. 686.

SCHMIDT. — Bemerkungen über die ventilation der Lazarethwagen. *Deutsche Vierteljahrsschrift für öffentliche Gesundheitspflege*, 7, *Band*. 4. *Heft*. 5, 558. 1876-1877.

TREUTLER. — Ueber Transportmittel für Verwundete Kriege. *Prag. med. Wochensch.* 1, 21, p 403. 1876.

Ventilationsversuche in Eisenbahn - Krankenwagen. *Wien. med. Presse. Militärärztl. Ztg.* 40, p. 1293. *Militärärzt*. X. 1876.

WOODWARD. — Description of the models of hospital cars. Philadelphie, 1876.

ZIPPERLING. — Technische Beschreibung des ersten œsterreichischen Sanitaets Schulzuges des Souveræncn Malteser-Ritterordens. Wien, 1876.

RIEFEL (R.). — Reminiscenzen an d. Krankenevacuations-Strasse von Paris, 1870-1872, nebst allgemeine Betrachtungen über Grundlage, Ausführung u. Vorbereitung der Krankenevacuation im Kriege. *Breslau. Maruschke u. Ztsch.* VI, 7, p. 317. 1877.

Die Evacuation von Kranken und verwundeten Soldaten wæhrend dem letzten russisch-türkischen Kriege. *All. milit. Zeit.* N° 43-46.

Die Sanitaetszüge und ihre Thätigkeit während des Krieges, 1877-1878. *Herausgegeben*.

AUTRICHE. — Dispositions organiques au sujet des établissements hospitaliers. Vienne, 1877.

FERRY. — Essai sur l'organisation des convois sanitaires en campagne. *Thèse.* Paris, 1877.

LEUTHOLD. — Quel est le meilleur système de ventilation des wagons? *Congrès international d'hygiène.* Bruxelles, p. 247 et 259.

KIRCHENBERGER. — Militärärztliche Beiträge zur Frage der Kranken-zerstreuung im Kriege. *Prager med. Wochenschrift.* N° 30, 33, 35. 1877. Bespricht die Arbeiten von Michaelis und Biefel.

Le service de santé dans les armées russes en campagne. Analyse in *Revue militaire de l'Étranger.* 1877. N° 377-379.

LANG ünd WOLFFUHGEL. — Ueber Lüftung und Heizung von Eisenbawagen. *Zeitschrift für Biologie.* XII, IV. *Heft.* 1877.

LIEFERUNG. — *Wien. Militärärzt,* 1877.

MEYERHOFER. — Das rothe Kreuz auf Eisenbahnen. München, 1877.

MICHAELIS. — Zur Geschichte und Kritik der Kranken-Zerstreuungs Systeme. *Streffleur's österr. Militärische Zeitschr.* Wien. 2, B. S. 145. 1877.

Normale für Eisenbahn-Sanitätszuge. *Handbuch für das K. K. Sanitätswesen* 9, u.

MUHLVENZEL. — Vom Feld-Spital in die Heimat-Studie über das Kranken-Zerstreuungs System und die mittel zu seiner Durchführung. *Organ der Militärwissenschaftlichen Vereine.* XII. Bd. 1876. S. 32.

MUHLWENZEL. — Improvisirte Kranken-Transportmittel. *Deutsche mil. ärztl. Ztschr.* VI. 8 u. 9, p. 435. 1877.

RUSSIE. — Nouveau Règlement sur le service de santé en Campagne. 1877.

RICHTER. — Allgemeine Chirurgie der Schussverletzungen im Kriege. 1877.

SKLIFOSSOWSKY. — Der Transport d. Verwundeten im Kriege. *Petersb. med. Wochensch.* II. 51, p. 435, 1877.

SMITH CHRISTEN. — Neue Transportmittel für Verwundete. *Militärärzt.* XI. 9-12, 13-14. 1877.

Verwundeter-Transport im russich-türkischen Kriege. *Militärärzt.* XI. 16, 1877.

ROTH. — Die militärärztliche Thætigkeit und die freiwillige Krankenpflege auf dem Kriegstheater in Bulgarien und im Rücken der operirenden Armee, 1877-1878, von H. Pirogoff.

Congrès international sur le service de santé. *Gazette Hebdomadaire.* 1878.

Congress internationaler über den Sanitätsdienst bei der Armee im Felde. *Militärärzt.* XII. 19-20. 1878.

Die Evacuationen im jahre 1878 während der Occupation Bosnien's und der Herzegovina, mit 4 Tabeln. Uebersichten und 7 Formilaren (Als Anhang zu n° 4, 1878).

Études sur le service de santé dans l'armée allemande. Le nouveau règlement sur le service de campagnes. *Revue militaire de l'Étranger,* 22 juin 1878, n° 408, et 13 juillet, n° 411.

Exposition universelle internationale de 1878, à Paris. *Congrès international sur le service médical des armées en campagne,* tenu les 12, 13 et 14 avril 1878.

Gruby. — Rapport sur l'Exposition universelle de 1878. Appareils et instruments de l'art médical. Matériel de secours à donner aux blessés sur le champ de bataille. *Extrait des études sur l'Exposition de* 1878, par E. Lacroix, p. 495.

Fahrende Lazarethe. *Wiener med. Presse.* N° 37, u. 38. 1878. *Auszug aus Kirchner : Handbuch der Militärhygiène.*

Allemagne. — Kriegs-Sanitäts Ordnung von 10 janvier 1878. Berlin, 1878.

Russie. — Le service de santé en campagne dans l'armée Russe. Instruction aux commandants des trains sanitaires.

Mesures sanitaires prises lors du rapatriement des troupes russes. Saint-Pétersbourg, 1878.

Ministère de la Guerre (France). — Règlement général du 1er juillet 1874, modifié par décret du 27 janvier 1877 pour les transports militaires par chemin de fer. Guerre et Marine. Extrait du *Journal militaire*, partie règlementaire, 2e semestre 1877, n° 62. Paris, librairie Dumaine, rue et passage Dauphine, 30. 1878.

Normale für die Schiffsambulancen Circular-Verordnung des K. K. osterreichisden Reichs-Kreigsministeriums von 11 mai, n° 1821. 1878.

Autriche. — Règlement sur les Transports militaires. Vienne, 1878.

Revue militaire de l'étranger, 1878. — Nouveau Règlement du service de santé allemand, p. 415, 396, 408 et 411.

Riant. — Le matériel de la Société française de Secours à l'Exposition de 1878. Paris, 1878.

Suisse. — Règlement concernant l'aménagement des voitures de chemins de fer pour transport des militaires malades, et ordonnance sur l'équipement des trains sanitaires. Berne, 27 avril 1878.

Suisse. — Regulativ über die Einrichtung des Eisenbahnwagons zum Militärkrankentransport und Ordonnanz für die Ausrüstung ter Sanitäts, züge von 27 August 1878. Bern.

Vorschrift für den Militär-Transport auf Eisenbahnen, 1878.

C. Baum. — Les Trains sanitaires en Russie et Autriche-Hongrie. *Journal des Sciences militaires.* Janvier 1879.

Di Fede. — La Dispersione dei malati e feriti in guerra ed i treni ospedali. Giorn. di med. mil. XXVII, p. 524, 622, 735, 857, 974 et 1098. — 1879.

Gottardi. — Sulla composizione dei Convogli spedali. Genova, 1879.

Hyber. — Krankentransport per Dampfer, Tscherkaskmed. Beilagen des Marin-Archiv. 19, Lief (Russich). Vergl Russich-Turkischen Krieg, 1879.

Panlow. — Ueber den Transport Verwundeter auf der Donau. Med. Westnik, 1878. N° 20 und Chir. Centralblatt, VI.

Peltzer. — Ueber Huelfs Lazaretzüge und das zu ihrer Einrichtung erforderliche Material. *Deutsche Militärärztliche Zeitschrift*, 1879.

General-Bericht über die Evacuationen von Kranken und Verwundeten der K. K. Armee während der Occupation Bosnien's und der Herzegovina in den Monaten August, September, October, 1878. Wien, 1879.

Des Souveränen Malteser-Ritterordens von Bœhmen freiwilliger Sanitætsdienst im Kriege. Wien, 1879.

Les Transports pendant la guerre Russo-Turque. Les transports des blessés en Autriche-Hongrie. *Journal des Sciences militaires*, 1879.

AUTRICHE. — Nouveau Règlement sur le service de santé en campagne dans l'Empire Austro-Hongrois, 1879.

AUTRICHE. — Reglement für den Sanitætsdienst im Felde. Vienne, 1879.

SNETHLAGE. — Het Zickentransportship-Sindoron en het vervœr van zieken en gekwesten met dren bodem. *Nederlandsch. milit. geneesk. Arch.* III. 1879.

SILLEN. — Les Trains Sanitaires en Russie. *Extrait du journal des Sciences militaires*, 1879.

Des convois sanitaires et de leur emploi pendant la guerre de 1877-1878. Saint-Pétersbourg, 1880.

Die Evacuation von Kranken und Verwundeten Soldaten während des letzten russisch-turkischen Krieges. *All. mil. Ztg.* N° 43, 46. 1880. 1878. S. 50.

Die Sanitatszüge und ihre Thätigkeit während des Krieges. 1877-1878. Heraugegeben vom russ. grossen Geneneralstabe (en russe). 103. Ss. I, *Tabelle und 7 lithographirte Tafeln*, 1880.

Le Nouveau Règlement Austro-Hongrois. Voir *Analyse in Revue militaire de l'étranger*. 1880. N° 500-501.

MYRDACZ. — Die Krankentransporte während des Occupation-Feldzüges. *Oesterr, und. Wehrztg.* N° 47. 1880.

J. MUNDY. — Die freiwillige Unterstützung der Militær-Sanitætspflege durch die Ritter-Orden. *Militärärzt.* 1880.

Normale für Eisenbahn-Sanitätszüge. II. Aufl. Wien, 1880.

Normale für Eisenbahn-Sanitätszuge. Wien, 1880.

Société française de secours aux blessés. *Conférences de mai* 1880, p. 23.

BEAUFORT (DE). — Chemins de fer et Ambulances. Essai sur les appareils de transport pour les blessés et les malades militaires. Paris, 1881.

MOSINO. — Das Russische rothe Kreuz 1877-1878, in Rumænien nach dem amtlichen russischen Bericht, *et par Richter. Milit. Zeitschr.* 1881.

MUNDY. — Ueber d. Material d. militar-Sanitätswesens (Transportmittelf). *Militärärzt*, t. XV. 12. 1881. 13, 14, 15, 17.

PICQUÉ. — Du Transport des blessés en wagons. *Revue d'hygiène.* 1881.

Question des transports sanitaires. *Revue militaire de l'étranger*. 1881. N° 522, p. 151.

TRENO-OSPEDALE. — *Societa Veneta per Impresse e costruzioni publiche.* Padova, 1881.

GROSS. — Du Transport des blessés sur les voies ferrées. — *Revue militaire de médecine et de chirurgie.* 1882.

JULIUS ZUR NIEDEN. — Der Eisenbahn-Transport verwundeter und erkrankter Krieger. Berlin, 1882 und 1883.

DU CAZAL ET ZUBER. — *Archives de méd. et de phar. militaires*, 1883.

KIRCHENBERGER. — Über die Benützung der Flusschiffahrt zum Verwundeten und Krankentransporte. *Militärärzt.* 1884.

GSCHIRHAKL. — Ein neues Improvisationsverfahren für den Transport von Verwundeten und Kranken auf gedeckten Güterwaggons. *Organ der militärwissenschaftlichen Vereine,* 1886.

AMELINE ET GRANJUX. — Train sanitaire permenent n° 1 de la Compagnie des chemins de fer de l'Ouest. — *Extrait des mémoires de la Société des Ingénieurs civils.* Août 1887.

FRÖHLICH. (L.). — Über Gebirgs-Sanitätsdienst. Erweiterter Separatabdruck aus den Blättern für Kriegsverwaltung, 1886. Bern, 1887.

LEENDERTZ. — Die Evacuation von Kranken und Verwundeten im Kriege. Wien, 1887.

PORT. — Rathschläge für die Krankentransport-Commissionen. *Deutsche militärärztliche Zeitschrift,* 1887.

ROBERT (A.). — Traité des manœuvres d'ambulance. Service des évacuations sur les lignes d'étapes de chemins de fer, p. 455 à 509. Paris, 1887.

SALUGOWSKY. — Herrichtung von Waggons zum Verwundeten- und Krankentransporte, russisch, nach Roth's Jahresbericht u. s. w., 1887.

GERBELAND. — Note sur un appareil de suspension axial pour le transport des malades ou blessés en campagne du Système de M. le médecin principal Gavoy. *Archives de médecine et de pharmacie militaires.* XII. 1888.

GAVOY. — Militär-Zeitung von Ottinger. Berlin, 1888.

KRANKENTRAGER-ORDNUNG. — Pages 77 à 83. Berlin, 1888.

PRISELKOW. — Über die Eisenbahnen in Bezug auf den Militär-Sanitätsdienst, Militär-Sanitätszüge im Kriege. Vortrag, russisch, nach *Roth's Jahresbericht,* 1888.

LAU. — Anleitung zur Herrichtung von Eisenbahngüterwagen zum Krankentransport. Berlin, 1888.

FRÖHLICH (L.). — Vorschläge für die Einrichtung von Ordonnanz-Kriegsfuhrwerken zum Verwundeten und Krankentransport. *Blätter für Kriegsverwaltung,* 1888.

BOULOUMIÉ (P.). — Manuel du brancardier de frontière. *Extrait des mémoires de la Société de médecine pratique.* 15 mars 1889.

HAASE. — Die schmalspurige Feldeisenbahn im Dienste der Feldsanitätsanstalten. *Deutsche militärärztliche Zeitschrift,* 1889.

PORT. — Über die Einrichtung von Hilfslazarethzügen. *Münchener medicinische Wochenschrift,* 1889.

JEUNEHOMME. — Exposition universelle de 1889. Trains sanitaires. *Bulletin du service de santé militaire,* 1889.

TILSCHKERT. — Die transportable Feldeisenbahn im Dienst des Krieges. *Organ der militärwissenschaftlichen Vereine.* Wien, 1889.

SCHEIBE. — Über Versuche mit Lagerungsvorrichtungen für die Beförderung Schwerverletzter, bzgsw. Schwerkranker. *Deutsche militärärztliche Zeitschrift,* 1889.

Clérault. — Rapport du jury international de l'Exposition universelle internationale de 1889, classe 61. Matériel des chemins de fer. 354 à 359.

Mundy. — Ein weiterer Beitrag zu den Studien über Sanitätszüge. Wien, 1890.

Cazal. — Chemins de fer et évacuations. *Archives de médecine et de pharmacie militaires.* XV. 1890.

Grigorew. — Tragsattel zum Transport Verwundeter in sitzender und liegender Stellung, russisch, nach *Roth's Jahresbericht,* 1890.

Fröhlich (L.). — Zur Frage der Transportmittel für Verwundete im Hochgebirgskrieg. *Blätter für Kriegsverwaltung,* 1890.

Mangianti. — Lo sgombero acqueo dei feriti neall valle del Po. *Giornale medico del r° esencito e della r^a marina,* 1890.

Transports militaires par chemins de fer. Appendices (Guerre et Marine). Paris, 1890.

Bréchot (A.). — Appareil de suspension pour le transport des blessés par chemins de fer. Versailles, 1891.

Haase. — Der Krankentransport auf Feldbahnen. *Deutsche militärärztliche Zeitschrift,* 1891.

Causerie militaire. Bulletin du service de santé militaire, 1891.

Port. — Anleitung zu ärztlichen Improvisationsarbeiten, 1892.

Vorschrift für den Militärtransport auf Eisenbahnen. Wien, 1892.

Ellbogen. — Anleitung zur Herrichtung von landesüblichen Wagen für VerwundetenTransporte. Iglau, 1894.

Zinner. — Die schmalspurige transportable Feldbahn als Transportmittel für Verwundete im Kriege. *Organ der militärwissenschaftlichen Vereine.* Wien, 1895.

Bræhmer (O.) — Eisenbahnhygiene. Iena, 1896.

Gschirhakl (J.). — Feldärztliche Improvisationen. Handbuch für K. und K. Militärärzte von P. Myrdacz. VII. Heft. II. Band. Wien, 1896.

Règlement sur le service de santé en campagne. Bruxelles, 1897.

Charas. — Der Sanitäts-Ambulanzwaggon der Wiener Freiwilligen Rettungs-Gesellschaft. Wien, 1900.

Guide pratique du brancardier militaire belge. Bruxelles, 1900.

École de l'infirmier et du brancardier militaires. Troisième partie. Théorie des manœuvres. Ministère de la Guerre, 7e direction. Service de santé. Paris, 1901.

Butza (de Bucarest). — Les trains sanitaires permanents de l'armée roumaine. *Le Caducée,* n° 7. 5 avril 1902.

TABLE DES MATIÈRES

PREMIER RAPPORT (1882)

PREMIÈRE PARTIE

CHAPITRE Ier

EMPLOI DES CHEMINS DE FER POUR LE TRANSPORT DES BLESSÉS ET MALADES MILITAIRES.

HISTORIQUE. — MESURES ET RÈGLEMENTS ADOPTÉS EN EUROPE.

DEUXIÈME PARTIE

CHAPITRE II

UTILISATION DU MATÉRIEL ORDINAIRE DES CHEMINS DE FER SANS LUI FAIRE SUBIR AUCUN AMÉNAGEMENT ANTÉRIEUR. — MOYEN DE TRANSFORMATION IMMÉDIATE DES WAGONS.

CHAPITRE III

MATÉRIEL SPÉCIAL. — TRAINS SANITAIRES SPÉCIAUX.

CHAPITRE IV

CHAPITRE V

TRANSFORMATION RAPIDE DU MATÉRIEL EXISTANT EN WAGONS-AMBULANCES.

Système proposé en Angleterre.

Système proposé en Espagne.

Systèmes proposés en France.

CHAPITRE VI

CHAPITRE VII

CHAPITRE VIII

CHAPITRE IX

TROISIÈME PARTIE

CHAPITRE X

CHAPITRE XI

DEUXIÈME RAPPORT (1902)

QUATRIÈME PARTIE

CHAPITRE XII

MESURES ET RÈGLEMENTS ADOPTÉS EN EUROPE POUR LE TRANSPORT DES BLESSÉS ET MALADES MILITAIRES DEPUIS L'ANNÉE 1882.

CHAPITRE XIII

CHAPITRE XIV

FIN DE LA TABLE

Tours typ. et lith. E. Juliot.

TRANSPORT
PAR CHEMINS DE FER
DES
BLESSÉS ET MALADES
MILITAIRES

RAPPORTS

PRÉSENTÉS EN 1882 ET EN 1902 A L'ADMINISTRATION DES CHEMINS DE FER DE L'ÉTAT

PAR

P. REDARD

LAURÉAT DE L'INSTITUT ET DE L'ACADÉMIE DE MÉDECINE,
ANCIEN CHEF DE CLINIQUE CHIRURGICALE DE LA FACULTÉ,
MÉDECIN EN CHEF DES CHEMINS DE FER DE L'ÉTAT,
MÉDECIN-MAJOR DE LA 9e SECTION DE CHEMINS DE FER DE CAMPAGNE, ETC.

AVEC CINQUANTE ET UNE PLANCHES

PARIS
OCTAVE DOIN, ÉDITEUR
8, PLACE DE L'ODÉON, 8

1902

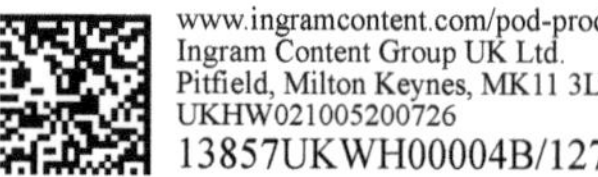
www.ingramcontent.com/pod-product-compliance
Ingram Content Group UK Ltd.
Pitfield, Milton Keynes, MK11 3LW, UK
UKHW021005200726
13857UKWH00004B/1276

9 782012 932432